AF596612

Travail du Laboratoire de Thérapeutique expérimentale de l'Université de Genève

DONNÉES EXPÉRIMENTALES

applicables à l'usage interne

de

L'ADRÉNALINE

et à

l'emploi de cette substance dans le traitement de la Syncope chloroformique

PAR

Mlle Cécile BÉGACK

Thèse présentée à la Faculté de Médecine de Genève

pour obtenir le grade de Docteur en Médecine

GENÈVE

IMPRIMERIE CH. ZOELLNER, RUE DU MONT-BLANC, 3

1905

No 78.

La Faculté de Médecine, sur le préavis de M. le Prof. A. Mayor, autorise l'impression de la thèse présentée par Mlle Cécile Begack intitulée :

Données expérimentales applicables à l'usage interne de l'adrénaline et à l'emploi de cette substance dans le traitement de la Syncope chloroformique

sans exprimer d'opinion sur les propositions qui y sont énoncées.

Genève, le 27 mai 1905.

Le Doyen,

Dr A. MAYOR.

A Monsieur le Professeur A. Mayor

A mon oncle Wladimir Begack

Qu'il me soit permis d'exprimer ici ma vive reconnaissance à mon cher et vénéré maître, M. le Professeur A. Mayor, pour l'accueil bienveillant que j'ai reçu dans son laboratoire, pour m'avoir suggéré l'idée de ce travail et en avoir dirigé les recherches. Qu'il veuille agréer, avec mon sentiment de profonde gratitude, mes hommages bien respectueux.

J'adresse tout particulièrement mes remerciements à M. le Docteur B. Wiki, assistant au Laboratoire de Thérapeutique, pour l'amabilité avec laquelle il m'a aidée dans mes recherches. Je tiens également à remercier MM. les Docteurs F. Battelli et J. Dobrovolsky de m'avoir facilité mes recherches bibliographiques.

INTRODUCTION

En 1856, presque aussitôt après qu'Addisson[1] eut attiré l'attention sur le rôle pathologique des capsules surrénales en décrivant la capsule bronzée, Brown-Séquard[2] exécutait sur ces mêmes capsules surrénales une série d'expériences qui le conduisaient aux conclusions suivantes :

1. Les capsules surrénales sont des organes essentiels à la vie.

2. L'ablation de ces organes amène rapidement la mort.

3. Le sang des animaux dépouillés de leurs capsules, semble se charger d'un principe toxique qui hâte leur mort.

4. Le sang d'un animal en bonne santé injecté dans la veine d'un animal en agonie après l'ablation d'une ou de deux capsules, le fait revenir à la vie pour quelques heures.

La mort est précédée d'un affaiblissement consi-

[1] Th. Addisson. On the constitutional and local effects of disease of the suprarenal capsules. London, 1856.

[2] Recherches expérimentales sur la physiologie et la pathologie de capsules surrénales. — Comptes rendus de l'Acad. des Sciences, séances de 25 VIII et 8 IX, 1856, et Archives générales de Médecine.

dérable, véritable paralysie des membres et des muscles respiratoires, ainsi que de convulsions épileptiformes.

Vulpian[1], le premier, isola des capsules surrénales un principe actif et signala que leur suc verdit sous l'influence du perchlorure de fer. Il remarqua en outre que cette propriété appartient seulement à la région médullaire des capsules surrénales. Virchow[2], vers la même époque, faisait les mêmes constatations. Plus près de nous et aussitôt que, succédant à la retentissante communication de Brown-Séquard sur l'injection de suc testiculaire, les tentatives d'organothérapie eurent ramené l'attention vers les sécrétions internes des glandes, de nombreux travaux virent le jour qui avaient trait aux propriétés des extraits surrénaux.

Dès lors, nombre de chimistes et de physiologistes s'occupèrent d'en rechercher le principe spécialement actif et de l'obtenir à l'état pur. Mais c'est seulement en 1901 que Takamine, médecin de New-York, réussit à le préparer sous la forme d'un corps stable et cristallisé, qu'il appela « adrénaline », du terme anglais qui sert à désigner la capsule surrénale.

L'adrénaline se prépare d'après deux méthodes; d'après celle de Takamine et d'après celle perfectionnée, indiquée par Battelli. Pour cette préparation on se sert en général de capsules surrénales de bœuf ou de mouton.

La quantité d'adrénaline contenue dans chaque cap-

[1] Vulpian. Notes sur quelques réactions propres à la substance surrénale. (Comptes rendus, Acad. des Sciences, 29, IX, 1855).

[2] Virchow. Zur Chemie der Nebennieren. (Arch. für Path. Anat. und Phys., t. XIII, 1857.)

sule est minime. Elle se présente sous la forme d'une poudre blanche, légère, microcristalline, de saveur légèrement amère, de réaction alcaline. Insoluble dans l'éther et l'alcool, difficilement soluble dans l'eau froide, elle se dissout plus facilement dans l'eau chaude.

Dans le commerce on la trouve sous deux formes : en solution à 1 $^{0}/_{00}$ et en poudre conservée dans de petits tubes.

D'après Takamine l'adrénaline est 625 fois plus active que l'extrait surrénal.

A des doses infinitésimales l'adrénaline détermine instantanément une vaso-constriction considérable de laquelle résulte une forte élévation de la tension sanguine. Les effets sur le cœur se traduisent par un ralentissement des battements et un renforcement de la systole cardiaque. Le phénomène le plus frappant de l'action de l'adrénaline est la rapidité avec laquelle cette action cesse. En s'appuyant sur ce fait on a admis que l'adrénaline disparaît rapidement du sang. D'après Cybulski cette disparition résulterait d'une oxydation qui aurait lieu dans le sang ou dans les tissus. D'après Oliver et Schæfer, la fugacité des effets de l'adrénaline proviendrait de ce qu'elle passe rapidement du sang dans les tissus. L'augmentation de la pression sanguine n'a lieu qu'après une certaine période de latence nécessaire pour l'arrivée du principe actif au cœur et dans le système artériel. La durée de cette période de latence est en moyenne de vingt secondes. Cette augmentation de la pression n'est jamais précédée d'une chute initiale, même passagère.

Oliver et Schæfer [1] admettent que la contraction des

[1] Archiw. of physiology, vol. XVIII, 1895.

parois musculaires de l'appareil circulatoire est d'origine périphérique. Selon eux la vaso-constriction et l'hypertension consécutive sont dues à l'action directe du principe actif sur la tunique musculaire des artères et a lieu indépendamment du système nerveux, car le phénomène se produit après la section du vague.

A cette manière de voir se rangent également Takamine et Houghton. Par contre Cybulski. Szymonowitch et Cyori prétendent que la vaso-constriction produite par l'adrénaline est d'origine centrale. Ils se basent sur le fait que la section des nerfs splanchniques est suivie d'un abaissement de la tension sanguine.

D'après Gottlieb [2] le principe de la glande surrénale renforcerait l'action du cœur en stimulant les ganglions moteurs cardiaques.

L'adrénaline n'est ni irritante, ni toxique et n'a point d'effets cumulatifs (Takamine).

C'est un agent hémostatique local de premier ordre, le vaso-constricteur le plus énergique qu'on connaisse. Il suffit de badigeonner la muqueuse nasale avec quelques gouttes d'une solution à 1 $^0/_{00}$ pour produire un effet immédiat; la muqueuse pâlit, se rétracte et l'on peut la tailler ou couper sans qu'il s'écoule presque une goutte de sang. Les effets vasculaires de l'adrénaline ne s'épuisent pas; les applications successives de la substance produisent chaque fois une nouvelle vaso-constriction.

L'application locale de l'adrénaline n'est pas pourtant sans inconvénient. On a constaté à plusieurs reprises des hémorrhagies post-opératoires par suite

[1] Pflüger's archiw, Bd LXXII et LXXIV.

[2] Archiw f. exper. Pathol. und Pharm., 1896, p. 96.

de la vaso-dilatation secondaire qui suit toujours la vaso-constriction et qui sera d'autant plus forte que la vaso-constriction aura été plus énergique.

Localement, l'adrénaline est utilisée surtout dans les maladies de l'oreille, du nez, de la glotte, des yeux et ceci particulièrement pour faciliter l'intervention chirurgicale.

Mais en parcourant la littérature sur l'adrénaline on voit que l'on a tenté l'emploi de cette substance dans toutes sortes de maladies donnant lieu à des hémorrhagies, à des stases veineuses, etc., et ceci non plus seulement en tant que remède agissant sur place, mais comme médicament agissant à distance.

Pour obtenir l'action locale de l'adrénaline on se sert du badigeonnage ou de l'injection.

Quant à l'action à distance elle est obtenue par l'intermédiaire de l'ingestion ou par voie de l'injection rectale et sous-cutanée.

Ce sont ces tentatives pour obtenir de l'adrénaline une action thérapeutique à distance qui nous intéressent tout particulièrement. Nous mentionnerons donc celles que nous avons retrouvées dans la littérature médicale de ces dernières années.

CHAPITRE Ier

L'adrénaline en thérapeutique

Il nous paraît que les nombreuses publications ayant trait à l'utilisation thérapeutique de l'adrénaline demandent à être classées en deux groupes. Le premier groupe renferme les cas dans lesquels on a eu recours à l'adrénaline comme à un remède antihémorrhagique; dans le deuxième rentrent ceux où elle a été employée comme tonique cardio-vasculaire.

En tant qu'antihémorrhagique, à côté des circonstances, où on l'a utilisé lors de traumatismes chirurgicaux ou accidentels et que nous laissons de côté dans cette étude, l'adrénaline a été conseillée dans beaucoup d'affections viscérales. Mais si dans la majorité des cas l'on a prétendu mettre en jeu une action vaso-constrictive s'exerçant à distance, souvent aussi l'on a appliqué le remède directement sur la place même du mal.

* * *

C'est ainsi que Grunbaum[1] a utilisé avec succès les propriétés vaso-constrictives de l'extrait surrénal pour combattre les hémorrhagies se produisant au

[1] Grunbaum. L'extrait de capsule surrénale contre l'hématémèse et les hémorrhagies rectales. Sem. méd., 1900.

niveau du tube digestif. En cas d'hématémèse il fait ingérer cette substance. Si l'hémorrhagie a sa source dans le rectum il l'administre en lavement.

En outre il estime que l'extrait surrénal pourrait rendre des services en injections intravésicales et intra-utérines contre les hématuries et les métrorragies.

Fenwick[1] se sert de l'extrait de capsule surrénale, qu'il fait ingérer, dans le traitement des hémorrhagies gastriques siégeant prés du cardia. Dans certains cas de cancer inopérable du rectum il arrête les hémorrhagies par des lavements contenant de l'extrait capsulaire. Renon et Lauste[2] ont obtenu de bons résultats par l'action locale de l'adrénaline sur la muqueuse gastrique au cours de fortes hématémèses.

Frisch[3] recommande d'administrer l'adrénaline pour faciliter la cytoscopie des vessies saignantes. On utilise aussi l'adrénaline dans la rétention complète d'urine lorsqu'elle résulte de l'hypertrophie de la prostate.

Caus[4] a recours à l'adrénaline dont il emploie une solution de 1 $^0/_{00}$, dans les uréthrites chroniques et la préconise pour les lésions des couches superficielles de la muqueuse.

Bouchard[5] dans deux cas d'hémoptysie fait péné-

[1] Fenwick. British medical Journal 1901, traitement des hémorrhagies gastro-intestinales par l'extrait de capsules surrénales.

[2] Renon et Lauste. Sur l'action de l'adrénaline dans l'hémoptysie et l'hématémèse. Presse méd., 1902. N° 96.

[3] Frisch. Wien Klin. Woch.. N° 31, 1902.

[4] Caus. Adrenalin chlorale in urethral work. The Philad., med. Journ., Dec. 1902.

[5] Bouchard. Le Noir Bull. et Mém. de la Soc. méd. des hôpitaux de Paris, 14 nov. 1902.

trer l'adrénaline directement dans les voies aériennes en piquant la trachée. Après deux injections de 1 cc. d'adrénaline à 1 °/₀₀₀ l'hémoptysie cesse pour ne pas se reproduire.

Vaquez[1] enfin arrête trois hémoptysies par des injections intra-pulmonaires d'adrénaline.

* * *

En opposition avec ce premier groupe de faits, où la thérapeutique fut purement locale, examinons les cas où l'adrénaline a été administrée soit par ingestion, soit en injection sous-cutanée dans le but d'obtenir des effets à distance.

Au cours d'hématémèses Adam, de Hamilton, ayant administré l'adrénaline par voie buccale, mais sans succès à cause des vomissements, arrête l'hématémèse au moyen d'injections rectales de la même substance.

Zérénine[2] au cours d'une fièvre typhoïde a arrêté les hémorrhagies intestinales graves par des injections d'adrénaline. Ici bien qu'avant d'avoir atteint l'iléon l'adrénaline eût eu largement le temps de s'être résorbée, l'on peut se demander s'il ne s'agit pas en réalité d'une action locale du remède. Car Schlesinger[3] qui dit avoir employé avec succès l'extrait surrénal dans des hémorrhagies gastro-intestinales de diverse nature, remarque que dans l'hémoptysie au

[1] Vaquez Traitement de l'hémoptysie par l'adrénaline. Presse méd., N° 94, 1902.

[2] Zérénine. Sur l'utilisation de l'adrénaline. Revue médicale russe.

[3] Schlesinger. Journal of Eye, Ear and Throat diseases, 1902.

contraire l'adrénaline lui a paru dépourvue d'efficacité.

Dans le « Brit. méd. Journal » de l'année 1904, pendant les mois de janvier et février on trouve une série de notes sur l'administration de l'adrénaline par voie buccale dans les hémoptysies. Les résultats enregistrés sont bons. Gray, de Chicago, utilise la médication surrénale dans un cas de pneumonie gauche au cours d'une néphrite aiguë consécutive au diabète et dans un cas de fluxion de poitrine avec expectoration sanguinolente.

Erlanger[1] dans sa thèse inaugurale sur le traitement des métrorrhagies, cite une série de cas de métrites avec ménorrhagies, de métrorrhagies et de métrites hémorrhagiques guéris par des ingestions de l'adrénaline. Partant de cette considération que dans la cystite, les différents symptômes, polyurie, hématurie, douleur de la fin de la miction, proviennent essentiellement d'une congestion de la muqueuse, Boaden Calzada a eu l'idée d'administrer l'adrénaline par voie buccale[2]. Les effets ont été satisfaisants.

En outre, au cours des maladies générales, l'administration de l'adrénaline par les voies digestives paraît aussi avoir donné de bons résultats: ainsi Blackburn[3] cite un cas de guérison de purpura chez un homme de 27 ans; Zérénine[4] obtient une amélioration considérable dans l'état général d'une enfant

[1] Thèse de Paris, 1903.

[2] Calzada. L'adrénaline par voie buccale contre la cystite chronique. Sem. méd., N° 50, 1904.

[3] Blackburn. Adrenalin chlorid in the treatment of purpura. Amer. Medic., July 11, 1903.

[4] Zérénine, (loc. cit).

de neuf ans atteinte depuis un mois de maladie de Verloff.

Malgré les dangers qu'offrent les injections sous-cutanées d'adrénaline, un certain nombre de médecins ont tenté ce mode d'administration et disent en avoir obtenu des résultats satisfaisants au cours de diverses maladies.

Souques et Morel [1], par exemple, ont essayé le chlorhydrate d'adrénaline en injection hypodermique contre l'hémoptysie des tuberculeux. Chez quatre malades, ils ont obtenu l'hémostose dans un temps relativement court.

Mme Bullowa et M. Kaplan [2], deux médecins de New-York, ont employé l'injection sous-cutanée d'adrénaline pour combattre les accès d'asthme. Le malade était soulagé, la suffocation disparaissait rapidement. Ces médecins ajoutent que l'administration par la bouche, ainsi que les pulvérisations dans la gorge ont donné des résultats négatifs.

Tito Guizeppo [3] cite un cas de maladie de Verloff guérie par le traitement hypodermique de chlorhydrate d'adrénaline chez un enfant de quatre ans. Il avait commencé par l'administration par voie buccale, ceci sans obtenir de résultats.

* * *

Mais ce n'est pas seulement contre le symptôme

[1] Souques et Morel. Bull. de la Soc. méd. des hôpitaux de Paris, 20 nov. 1902.

[2] Mme Bullowa et Mlle Kaplan. Adrénaline en injections hypodermiques contre les accès d'asthme.

[3] Tito Guizeppo. Gazzeta dogli Ospedalle Cliniche, No 48, 11 déc. 1904.

hémorrhagie que l'on a utilisé l'adrénaline. Partant de cette observation qu'elle est un puissant vaso-constricteur et qu'elle relève d'une façon remarquable la pression sanguine, beaucoup d'auteurs ont cherché à en obtenir une action cardio-tonique et ont tenté de l'administrer au cours d'affections cardiaques ainsi que dans le collapsus chloroformique; mais leurs résultats ont été dans la plupart des cas négatifs.

Cependant, parmi les faits favorables enregistrés, signalons ceux de Floersheim [1] qui conseille l'adrénaline comme remède bon pour combattre la maladie mitrale et la myocardite.

D'une observation portant sur 200 cas, il conclut que, sous l'influence de l'adrénaline, les battements cardiaques se renforcent et se régularisent; le cœur diminue le volume s'il est dilaté; les bruits anormaux, quand ils existent, se localisent et le diagnostic s'en trouve facilité; le pouls trop rapide se ralentit, tandis que le pouls ralenti augmente souvent de fréquence.

Quant à l'application de l'adrénaline au traitement de la mort apparente chez l'homme, les cas cités dans la littérature médicale sont presque nuls. Il ne s'agit le plus souvent que de propositions s'appuyant sur des résultats favorables qu'ont obtenus par l'expérimentation sur l'animal, Magkovsky [2], Brodrick [3], Reichert [4], Sauter [5], Flœrsheim [6], Crile [7], etc., résultats

[1] Floersheim. L'adrénaline. Presse méd., N° 44, 1903.
[2] Magkovsky. Archive russe de pathologie, 1857.
[3] Brodik. British medical Journal, 1901.
[4] Reichert. University of Pensylvania, med. bull., avril 1901.
[5] Sauter. The Southern Practioner, 1902.
[6] Floersheim (loc. cit.).
[7] Crile. Injection intra-veineuse d'adrénaline associée au massage du cœur et à la respiration artificielle comme moyen de traitement de la mort apparente. Sem. méd., N° 11, 1903.

que, par analogie, ces auteurs supposaient devoir se reproduire chez l'homme.

Une fois seulement, Crile a eu l'occasion d'appliquer ce traitement de la mort apparente par l'injection intraveineuse d'adrénaline chez un individu qui avait subi un traumatisme. Il réussit à ranimer le blessé et à le soutenir pendant dix heures, au bout desquelles le patient succomba à l'aggravation de l'état général.

* * *

Nous ne nous arrêterons pas sur les cas d'administration de l'adrénaline dans la maladie d'Addison. Nous dirons seulement que ces cas sont très nombreux et que les résultats en ont été en général mauvais.

* * *

Dans ce court aperçu sur l'utilisation de l'adrénaline là où l'on a recherché son action à distance, nous n'avons mentionné que les essais couronnés de succès. Un certain nombre d'auteurs cependant qui poursuivaient le même but, par les mêmes procédés d'administration, n'ont obtenu que des résultats négatifs.

Ainsi, Josserand, dans sa thèse, cite des cas où l'on a tenté d'arrêter au moyen de l'adrénaline des hémoptysies et des hématémèses sans jamais y parvenir.

Protopopoff[1] dit qu'il n'a jamais obtenu de succès lorsqu'il introduisait l'adrénaline par la bouche.

D'autre part, nous ne devons point omettre de rappeler que certaines personnes présentent à l'égard de l'adrénaline une intolérance plus ou moins grande, se manifestant par des vertiges, la syncope, ou la simple paleur de la face, des palpitations du cœur, des vomissements.

L'intolérance se rencontre aussi à la suite d'applications locales. Jaques, de Nancy[2], a constaté chez certains malades des phénomènes de coryza aigu violent à la suite de badigeonnage du nez avec un mélange d'adrénaline et de cocaïne.

Halbrook Gurtis[3], a observé 10 cas d'intolérance absolue pour l'adrénaline. Cette intolérance se traduisit par de violents accès d'éternuement, des phénomènes de coryza terrible et des douleurs à la partie supérieure du nez.

Enfin rappelons que lorsque l'on veut tenter une médication par l'adrénaline injectée dans les vaisseaux, l'on ne doit pas oublier les résultats des travaux de Josué[4]. Cet auteur a démontré que l'injection répétée d'adrénaline provoque chez le lapin l'athérome aortique.

Cet athérome ne serait point dû à l'hypertension artérielle, car la nicotine (Josué ne l'amène point

[1] Protopopoff. Voinno-meditsinsky Journal, 1904.

[2] Jaques de Nancy Revue hebdom. de laryg., N° 22, 1202.

[3] Halbrook Gurtis. Idem. N° 15.

[4] Josué. Athérome artérial et artério-sclérose. Extrait de la Presse médicale (N° 36, 4 mai 1904).

et l'association à l'adrénaline d'un vasodilatateur, le nitrite d'amyle (Braun [1]), ne l'empêche point.

CHAPITRE II

Faits expérimentaux relatifs aux données cliniques précédentes

Lorsque l'on passe en revue les diverses notions cliniques, l'on est amené à se demander si l'expérimentation leur apporte quelque appui ou si les résultats au contraire permettent de révoquer en doute l'interprétation qui a été donnée des succès thérapeutiques apparents que nous venons de rapporter.

Dans les expériences faites sur les animaux, on a surtout recherché l'action de l'adrénaline sur la pression sanguine suivant le mode d'introduction de la substance.

La plupart des auteurs sont arrivés à la conclusion que l'expérimentation ne justifie pas les applications thérapeutiques dont nous avons parlé en dernier lieu.

[1] Braun. L'action de l'adrénaline sur les vaisseaux. Sem. méd., N° 7, 1905.

Ils ont démontré particulièrement que pour influencer la pression sanguine, il est absolument nécessaire que l'adrénaline soit introduite dans les vaisseaux.

Langlois résume de la manière suivante l'action de l'extrait de capsules surrénales sur la pression sanguine chez le chien : « L'injection de l'extrait de capsules surrénales faite dans une veine détermine une élévation de la pression avec ralentissement concomitant du rythme cardiaque ; puis, après quelques minutes, la pression revient à la normale. Les injections sous-cutanées ou l'absorption par voie gastrique ne produisent aucun effet. »

D'après Reichert[1], l'adrénaline en injection hypodermique n'agit sur la pression sanguine qu'à des doses très fortes et cela d'une façon peu considérable et passagère.

Dans sa thèse sur la contribution à l'étude physiologique de l'adrénaline, Josserand[2] a étudié l'action de l'adrénaline en l'administrant en badigeonnage, par ingestion et par injection hypodermique et veineuse. Il constata que l'injection d'une solution d'adrénaline à $^{10}/_{000}$ dans la cavité stomacale d'un chien chloroformisé n'a pas déterminé l'ischémie de l'organe. Injectée même dans l'épaisseur de la paroi stomacale, l'adrénaline n'a produit qu'une très légère vasoconstriction. L'application à la surface péritonéale n'a produit aucun effet ; enfin, lorsqu'on pratiquait une plaie à l'aide d'un bistouri, l'adrénaline administrée, soit en injection près de la plaie, soit en instillation, n'empêchait pas l'hémorrhagie.

[1] Reichert. University of Pensylvania, med. bull., avril 1901.
[2] Thèse de Paris 1904.

Au niveau des poumons, il n'a jamais connu ni vaso-constriction nette, ni aucun effet hémostatique. L'action sur l'intestin a paru plus nette. L'instillation au niveau des vaisseaux mésentériques produit une vasoconstriction appréciable.

De ses expériences, Josserand conclut que le pouvoir hémostatique de l'adrénaline appliquée sur des plaies au niveau des viscères est nul, même lorsqu'on porte cette substance sur la plaie; à fortiori si l'on pratique une injection hypodermique ou que l'on introduise l'adrénaline par la bouche. Selon Lesage[1], l'adrénaline en injection hypodermique ne produit presque aucun effet sur la pression sanguine.

Dupuis et Van der Eeckhant[2] confirment la manière de voir de Lesage et ajoutent que seules de fortes doses d'adrénaline en injections sous-cutanées peuvent déterminer une augmentation légère et passagère de la pression sanguine. Par contre, en ce qui concerne l'action de l'adrénaline dans les collapsus cardiaques, les expériences de Magkovsky[2], Brodrick[3], Santer[4], Crile[5], et beaucoup d'antres ont donné des résultats encourageants. Toutefois, pour ranimer les animaux par l'injection d'adrénaline, presque tous ces auteurs recouraient simultanément à la respiration artificielle et quelquefois au massage du cœur.

[1] Lesage. Recherches expérimentales sur l'adrén Archives internationales de Pharmacodynamie et de Thérapie. vol. XIII, fasc. III et IV, 1904.

[2] Dupuis et Van der Eeckhant. Annales de Médecine vétér. 1904.

[3] Magkovsky, loc. cit.

[4] Brodick, loc. cit.

[5] Sauter, loc. cit.

[6] Crib, loc. cit.

Crile a publié une série d'expériences démonstratives sur le chien. Après avoir produit la syncope cardiaque par asphyxie, par immersion ou par chloroformisation, il réussissait à ranimer les animaux même 15 minutes après l'arrêt du cœur.

CHAPITRE III

Recherches personnelles

Nous avons pu constater au cours de cet aperçu historique que les résultats et les conclusions auxquels les différents médecins et expérimentateurs sont arrivés, sont trop souvent contradictoires.

Certes, l'expérimentation semble démontrer que l'arrêt des hémorrhagies traitées par l'adrénaline agissant après absorption, n'est jamais que le résultat d'une pure coïncidence. Il n'en reste pas moins que chaque jour nous lisons des observations desquelles il paraît résulter qu'ingérée ou injectée sous la peau, l'adrénaline a déterminé une vasoconstriction ou un relèvement de la pression sanguise.

Sur le conseil de M. le professeur Mayor, nous avons entrepris une série d'expériences en utilisant des techniques différentes de celles employées jusqu'ici, expériences destinées à examiner si l'adrénaline exerce une action sur la pression sanguine, lorsqu'on l'administre, soit par voie stomacale, soit par voie hypodermique, soit par voie péritonéale et surtout si d'une façon quelconque l'expérimentation pourrait confirmer, comme aussi autre chose que d'heureuses coïncidences les résultats annoncés par certains cliniciens. Nos expériences ont été faites sur des lapins. Comme préparation, nous nous sommes servis d'adrénaline Clin.

SECTION I

Adrénaline administrée par les voies digestives.

Dans une première série d'expériences, nous avons introduit l'adrénaline directement dans le duodénum. Comme nous le verrons, l'effet sur la pression a été nul dans tous les cas sauf dans ceux où par suite de lésion d'un vaisseau quelques gouttes d'adrénaline étaient entrées dans la circulation générale.

Nous avons suivi pour nos expériences la technique suivante usitée dans le laboratoire de thérapeutique à Genève. On trachéotomise l'animal, on l'éthérise, puis l'on fait la laparotomie. L'incision abdominale se fait selon une ligne verticale partant du bord inférieur des côtes au niveau du point où ce bord se relève vers l'extrémité céphalique pour se porter dans la direction du sternum. On lui donne une longueur de 2 à 3 centimètres et à travers cette incision, l'on saisit le duodénum dans la paroi duquel l'on passe un fil; puis on suture la plaie en laissant un petit orifice par lequel sort le fil et qu'effleure l'anse duodénale.

Après avoir éprouvé la sensibilité du lapin en expérience vis-à-vis de l'adrénaline, ce qui se fait en lui en injectant une minime quantité dans la veine auriculaire, nous examinions comparativement les effets obtenus en poussant de fortes masses de la même solution dans l'anse duodénale repérée, puis, pour nous assurer que l'animal choisi était bien réellement sensible à l'action d'un corps vasoconstricteur injecté dans l'intestin, nous terminions l'expérience en faisant dans le duodénum une injection de strychnine. Pour éviter l'action convulsive de la strychnine, nous étions obligés de curariser préalablement le lapin.

Ajoutons que les doses d'adrénaline introduites dans le duodénum étaient 10, 20, 40, 100 et 200 fois plus fortes que celles injectées dans la veine de l'oreille.

Parmi les très nombreuses expériences que nous avons été amenés à faire, nous ne rapporterons ici que les expériences types.

Expérience I

26 janvier 1905. Lapin 1660 gr. Trachéotomie, éthérisation, laparotomie. Injection de curare dans la cavité péritonéale; respiration artificielle; injection de 0.2 cc. d'adrén. à 1 $^0/_{00}$ dans la veine marginale de l'oreille; injection de 0.2 cc. d'adrén. à 1 $^0/_{00}$ en deux fois dans le duodénum; injection 22 cc. de strychnine à 2 $^0/_{00}$ en deux fois dans le duodénum, mort par l'injection de teinture de stroph. dans la veine auric. post.

Temps h.	m.	s.	Pression en mm. de mercure	Pouls	OBSERVATIONS
3	44				*Début*
	45		70	264	un peu agité.
	47		71	252	
	48				*Injection* de curare dans la cavité péritonéale.
	51				Asphyxie ; on établit la respiration artificielle. Le cœur se régularise.
	53		53	297	
	55		18	300	
	58		30	300	*Injection* de 0,2 cc. d'adrénaline à $^1/_{000}$ dans la veine marginale de l'oreille.
	58	40			La pression monte d'abord lentement puis rapidement.
	59	40	107	279	
4	2		42	300	
	4		30	294	
	5	20	34	300	
	6				*Injection* de 0,2 cc. d'adrénaline à 1 $^0/_{00}$ dans le duodénum.
	8		32	297	
	12		30	285	
	15		27	288	
	21		26	291	
	32		24	279	
	34		25	285	*Injection* de 1 cc. de strychnine à 2 $^0/_{00}$ dans le duodénum.
	36		24	282	
	46		23	261	*Injection* de 1 cc. de strychnine à 2 $^0/_{00}$ dans le duodénum.
	54		29	255	
	56		40	258	
	59		34	246	
5			26	246	
	1		27	243	
	5		27	231	
	8		24	231	
	14		22	213	
	19		17	192	
	37		19	159	
	52		18	138	
6	1		14	132	
	6		12	129	*Injection* de 0,5 cc. de teinture de strophantus dans la veine marginale de l'oreille.
	9		10	129	*Injection* de 0,8 cc. de teinture de strophantus dans la veine marginale de l'oreille.
	11				*Mort.*

Résumé : La pression, qui était tombée à 30 mm. après l'injection de curare, est remontée à 107 mm. après une injection intraveineuse de 0,2 cc. d'adrénaline à $^{0}/_{000}$; tandis qu'une quantité 10 fois plus forte d'adrénaline introduite dans le duodénum (0,2 cc. d'une sol. à 1 $^{0}/_{00}$) n'a produit aucun effet.

L'injection intra-duodénale de strychnine n'a également pas influencé la pression. Nous attribuons cela à la grande fatigue du lapin, et à ce que la dose de strychnine n'était pas suffisante pour contrebalancer une forte dose de curare.

Expérience II

27 janvier 1905. Lapin 1910 gr.; trachéotomie: éthérisation; laparotomie; injection de curare; respir. artif.: injection de 0.2 cc. d'adrén. à 1 $^0/_{000}$ dans la veine marginale de l'oreille; injection de 0,2 cc. d'adrén. à 1 $^0/_{00}$ dans le duodénum; injection de 2 cc. de strychnine à 2 $^0/_{00}$ dans le duodénum; on tue l'animal par injection de teinture de strophantus dans la veine marginale de l'oreille.

Temps h.	m.	s.	Pression en mm. de mercure	Pouls	OBSERVATIONS
3	7				*Début*
	8		104	255	
	10				*Injection* de curare dans la cavité péritonéale.
	10	10			La pression devient irrégulière, le cœur lent.
	12		107	237	
	13	10			Asphyxie, la pression augmente; on établit la respiration artif.; le cœur se régularise.
	15		90	285	
	18		89	261	
	19				*Injection* de 0,2 cc. d'adrénaline à 1 $^0/_{000}$ dans la veine marginale de l'oreille.
	19	20			La pression monte d'abord lentement puis rapidement.
	20		156	216	
	21		128	267	
	22		105	258	
	25		88	252	
	27		84	252	
	35		71	216	
	36				*Injection* de 0.2 cc. d'adrénaline à 1 $^0/_{00}$ dans le duodénum.
	38		78	249	
	42		74	252	
	54		80	255	
	56		80	261	
4			80	261	
	2		86	252	
	4		82	255	

Temps h.	m.	s.	Pression en mm. de mercure	Pouls	OBSERVATIONS
	5				*Injection* de 2 cc. de strychnine à $2\,^{0}/_{00}$ dans le duodénum.
	6		80	255	
	11		84	252	
	13		84	255	
	16		92	246	
	18	30			La pression monte irrégulièrement et reste irrégulière pendant 3 minutes.
	16	45	106	234	
	19		157	201	
	20		138	225	Cette pression reste stationnaire pendant 2'25'' ; puis elle devient de nouveau irrégulière ; le cœur est tantôt rapide, tantôt lent ; à 4 h. 30' on arrête le kymographion à 11'.
	44		98	192	
5	1		28	198	
	4				*Injection* de 0,5 cc. de teinture de strophantus dans la veine marginale de l'oreille.
	5		94	189	
	7		88	192	
	9				Une série de petites syncopes cardiaques.
	10				*Injection* de 1 cc. de teinture de strophantus dans la veine marginale de l'oreille.
	11		86	192	
	13				Syncopes cardiaques successives.
	14				*Mort.*

Résumé : L'injection de 0.2 cc. d'adrénaline à $1\,^{0}/_{000}$ dans la veine marginale de l'oreille a fait remonter la pression sanguine de 89 à 156 mm. Une solution dix fois plus concentrée (0.2 cc. à $1\,^{0}/_{00}$ au lieu de 0.2 cc. à $1\,^{0}/_{000}$) introduite dans le duodénum, n'a produit aucun effet. Par contre, l'injection intra-duodénale de 2 cc. de strychnine à $2\,^{0}/_{00}$ a fait monter la pression à 77 mm.

Expérience III

28 janvier 1905. Lapin 2070 gr. Trachéotomie, éthérisation, laparatomie; inject. de curare dans le péritoine; respir. artif.; injection de 0,2 cc., 0,3 cc., 0,4 cc. d'adrén. à 1 $^{0}/_{000}$ dans la veine margin. de l'oreille; injection de 0,5 cc. d'adrén. à 1 $^{0}/_{00}$ dans le duodénum; injection de 0,3 cc. de strychn. à 2 $^{0}/_{00}$ dans le duodénum; mort par l'inject. de teint. de stroph. dans la veine auriculaire.

Temps h.	m.	s.	Pression en mm. de mercure	Pouls	OBSERVATIONS
2	40				*Début*
	41		96	270	
	42				*Injection* de curare dans le péritoine.
	43		92	267	
	46		92	270	
	57				*Asphyxie*, la pression monte; le cœur se ralentit; on établit la respiration artificielle; le cœur se régularise.
	58		82	291	
	59				*un peu agité.*
3	5		100	261	
	10		98	270	
	11				*Injection* de 0,2 cc. d'adrénaline à 1 $^{0}/_{000}$, dans la veine marginale de l'oreille.
	12		88	246	
	13				*nouvelle injection* de 0,3 cc. de même solution.
	13	10			*La pression* augmente lentement et irrégulièrement.
	13	25	106	243	
	13	50	108	240	
	15		92	279	
	16				Injection de 0,4 cc. de la même solution d'adrénaline dans l'oreille.

Temps h.	m.	s.	Pression en mm. de mercure	Pouls	OBSERVATIONS
					Début
3	16	25			la pression augmente lentement. pouls pendant une minute très irrégulier.
	17		Max. 126 Min. 98	198	
	19		86	270	
	20				*injection* de 0,5 cc. d'adrénaline à 1 ‰ dan le duodénum.
	21		81	276	
	31		78	255	
	38		72	246	*La pression* augmente, le cœur devient len et irrégulier ; le cœur se rétablit.
	39	15			
	40	10			
	42		88	240	
	44		86	237	
	45				*injection* de 3 cc. de strychnine à 2 ‰ dan le duodénum.
	47		96	237	
	54		72	228	
	55				la pression monte brusquement avec d fortes oscillations.
	55	30	Max. 138 Min. 86	168	le cœur commence à être irrégulier et len
	56	20	Max. 142	156	
	57		Max. 150	237	
	58	20	134	150	
4	1		128	93	
	3		120	90	
	5				*La pression* et le cœur se régularisent.
	6		114	198	
	9		102	198	
	9	17			une chute de la pression jusqu'au 52 mn qui dure 15'', puis la pression monte d nouveau lentement.
	10	20	92	177	
	11		102	168	
	16		82	180	
	18				*injection* de 0,1 cc. de teinture de stropha tus dans la veine marginale de l'oreill
	19		88	189	
	20				petite syncope cardiaque.
	21		60	180	la pression monte lentement.
	22				*injection* de 0,5 cc. de teinture de stroph.
	22	30	80	159	
	23	30	110	incompt.	
	25		36		
	25	5			Tué.

Résumé : L'injection de 0,2, de 0,3 et de 0,4 cc. de solution d'adrénaline à 1 $^{0}/_{000}$ dans la veine marginale de l'oreille a peu influencé la pression sanguine. Nous avons reconnu après coup que cela devait probablement provenir de la compression de la base des oreilles par l'appareil fixateur de Malasser, que nous employions toujours.

L'injection de 0,5 cc. à 1 $^{0}/_{00}$ dans le duodénum n'a produit aucun effet. Par contre, 3 cc. de strychnine à 2 $^{0}/_{00}$ ont élevé au double la pression qui a passé de 72 mm. à 150 mm.

Expérience IV

30 janvier 1905. Lapin 1930 gr. Trachéotomie: éthérisation; laparotomie; inject. de curare dans le péritoine; respir. artif.; inject. de 0,3 cc. d'adrén. à 1 $^0/_{00}$ dans la veine margin. de l'oreille; inject. de 0.3 cc. d'adrén. dans le duodénum; inject. de 4 cc. de strychnine à 2 $^0/_{00}$ en deux fois dans le duodénum. Mort par injection de teint. de stroph. dans la veine auriculaire post.

Temps h.	m.	s.	Pression en mm. de mercure	Pouls	OBSERVATIONS
3	37				*Début*
	38		91	258	
	40		98	267	
	42				*Injection* de curare dans le péritoine.
	44		98	273	
	47		96	270	
	49				*Un peu agité.*
	50		96	270	
	53		98	270	
	56				*Injection* de curare dans le péritoine.
	57		98	276	
	58	10			*L'asphyxie* commence peu à peu.
	59	20			*L'asphyxie* est forte, la pression monte, le cœur est lent.
4	3				On établit la respiration artificielle.
	7				La pression et le cœur se sont régularisés.
	8		81	240	
	10				Brusque augmentation de la pression; cœur lent, irrégulier.
	11				*La pression* tombe graduellement, le cœur se régularise.
	13		86	255	
	18				*La pression* monte de nouveau.
	19		**128**		Cette pression dure 5'', puis elle décroît; cœur devient lent.

Temps h.	m.	s.	Pression en mm. de mercure	Pouls	OBSERVATIONS
4	20				*Le cœur se régularise.*
	21		82	252	
	26		85	240	
	28				*Injection* de 0,3 cc. d'adrénaline à 1 $^0/_{00}$ dans la veine marginale de l'oreille.
	28	30			La pression monte d'abord lentement puis rapidement; le cœur devient lent et irrégulier.
	29		136	114	Cette pression dure 4'', puis tantôt elle baisse, tantôt elle monte; cœur très irrégulier.
	30		108	189	
	31		76	231	
	41		84	231	
	47		96	222	
	48				*Injection* de 0,3 cc. d'adrénaline à 1 $^0/_{00}$ dans le duodénum.
5	1		86	210	
	9		80	201	
	14		76	201	
	16				*Injection* de 2 cc. de strychnine à 2 $^0/_{00}$ dans le duodénum.
	17		76	198	
	25		86	183	
	30		73	192	
	33		76	150	
	46		80	171	*Injection* de 2 cc. de strychnine à 2 $^0/_{00}$ dans le duodénum.
	50		92	162	
	50	35			La pression augmente rapidement, le cœur devient lent et irrégulier.
	51		132		
	51	15	132	96	
	52		122	171	
	53		100	165	
	55		90	153	
	57		100	153	
	59		116	153	
6			110	153	
	2		104	150	
	4		88	138	
	9		78	135	
	11		80	135	
	12				*Injection* de 0,3 cc. de teinture de strophantus dans l'oreille.
	13		76	135	Nouvelle injection de 0,7 cc. de la même teinture.
	15				
	16		88		Pouls incomptable.
	18		18		
	18	10			*Mort* (on coupe la carotide).

Résumé : 0.3 cc. d'adrénaline à 1 $^{0}/_{000}$, injectés dans la veine auriculaire postérieure ont fait remonter la pression sanguine de 85 mm. à 136 mm. L'injection de 0.3 cc. à 1 $^{0}/_{00}$ dans le duodénum n'a produit aucun effet sur la pression. 1 cc. de solution de strychnine à 2 $^{0}/_{00}$ introduits en deux fois dans le duodénum, ont fait augmenter la pression de 10 mm.

Expérience V

1er février 1905. Lapin 1880 gr. Trachéotomie; éthérisation; laparotomie; inject. de curare dans le péritoine; inject. de 0,3 cc. d'adrén. à 1 $^{0}/_{000}$ dans la veine margin. de l'oreille; inject. de 0,3 cc. d'adrén. à 1 $^{0}/_{00}$ dans le duodénum; injection de 1 cc. de strychnine à 4 $^{0}/_{00}$ dans le duodénum; mort par injection de teinture de strophantus dans la veine auric. post.

Temps h.	m.	s.	Pression en mm. de mercure	Pouls	OBSERVATIONS
3	39				*Début*
	41		72	240	
	45		72	243	
	47				*Injection* de curare dans le péritoine.
	48		74	246	
4			73	249	
	2		64	243	
	7		65	246	
	8		65	240	
	8	25			*Injection* de 0,3 cc. d'adrénaline à 1 $^{0}/_{000}$ dans la veine marginale de l'oreille.
	8	40			La pression augmente d'abord lentement puis brusquement.
	8	50	130	111	
	9	10	140	111	
	10		128	188	
	10	30	82	231	
	12		60	237	
	21		74	234	
	21	10			La pression devient irrégulière; tantôt elle monte jusqu'à 100 mm., tantôt elle tombe jusqu'à 82 mm.

Temps h.	m.	s.	Pression en mm. de mercure	Pouls	OBSERVATIONS
4	23				La pression se régularise.
	24		74	228	
	25				*Injection* de 0.3 cc. d'adrénaline à 1 $^0/_{00}$ dans le duodénum.
	32		74	225	
	34		78	222	
	35		78	225	
	45		82	213	
	55		78	207	
	57		78	204	
5	1				*Injection* de 1 cc. de strychnine à 4 $^0/_{00}$ dans le duodénum.
	2		80	204	
	7				La pression devient irrégulière et oscille entre 110 mm. et 98 mm.; cela dure 3'30", puis elle monte encore, devient plus régulière et le cœur se ralentit.
	10		130	138	
	10	25	124	195	
	12		78	201	
	13		80	198	La pression augmente graduellement et régulièrement.
	14		94	198	
	15		102	201	
	16		110	201	
	17		110	201	
	21		75	189	
	29		54	177	
	35		43	171	
	35	30			*Injection* de 0,3 cc. de teinture de strophantus dans la veine marginale de l'oreille; la pression commence à monter aussitôt après l'injection.
	36	25	113	222	
	36	40			A partir de ce moment la pression devient irrégulière, le cœur tantôt lent, tantôt rapide.
	38				Syncopes cardiaques successives avec la chute de la pression.
	39		12		
	39	5			*Mort* (on coupe la carotide).

Résumé : Après une injection de 0,3 cc. à 1 $^0/_{000}$ d'adrénaline dans la veine marginale de l'oreille, la pression sanguine de 65 est montée à 140 mm. Une injection de 0,3 cc. à 1 $^0/_{00}$ dans le duodénum n'a produit aucun effet. 1 cc. de strychnine à 1 $^0/_{00}$ introduite dans le duodénum a porté la pression de 80 à 130 mm. En l'absence d'injections, le tracé des pressions était pendant tout le cours de l'expérience très accidenté, ce qui doit être dû à la dose probablement trop forte de curare que nous avons injectée.

Expérience VI

8 février 1905. Lapin 1550 gr. Trachéotomie; éthérisation: laparotomie. La carotide est très grêle. Le pouls dès le début mal comptable; inject. de curare; respir. artif.; inject. de 0.3 cc. d'adrénaline à 1 $^0/_{000}$ dans la veine margin. de l'oreille; inject .de 0.3 cc. d'adrén. à 1 $^0/_{00}$ dans le duodénum; injection de 1 cc. de strychnine à 1 $^0/_{00}$ dans le duodénum; mort par injection de teinture de stroph. dans la veine margin. de l'oreille.

Temps h.	m.	s.	Pression en mm. de mercure	Pouls	OBSERVATIONS
3	10				*Début*
	14		68	249	
	17		68		
	19		64		
	23		68		
	25		66	282	
	26		64	282	
	27				*Injection* de curare dans la cavité péritonéale.
	28		68		
	38		64	267	
	40				*Injection* de curare dans le péritoine.
	43		76	252	
	45				Asphyxie; on établit la respiration artificielle.
	46		70		
	49		54	276	
	51		56	270	
	52				*Injection* de 0,3 cc. d'adrénaline à 1 $^0/_{000}$ dans la veine marginale de l'oreille.
	52	15			La pression augmente lentement.
	52	40	116	228	A partir de ce moment la pression baisse graduellement .
	53		84		
	54		44		
	58		44	264	
4			52	252	
	3		54		
	4		64		
	5				*Injection* de 3 cc. d'adrénaline à 1 $^0/_{00}$ dans le duodénum.

Temps h.	m.	s.	Pression en mm. de mercure	Pouls	OBSERVATIONS
4	6		60		
	10		60	252	
	16		60		
	25		60		
	29		60		
	31				*Injection* de 0,1 cc. de strychnine à 4 $^{0}/_{00}$ dans le duodénum.
	32		60		
	38		72	237	
	40		110	147	
	41		114	174	
	42		106	198	
	43		106	213	
	49		80	213	
	50		64		
	54		64		
5					La pression devient irrégulière; tantôt elle monte, tantôt elle baisse.
	2		82		
	5	25	102	203	
	7		80		
	10		70		
	12				*Injection* de 0,3 cc. de teinture de strophantus dans la veine marginale de l'oreille.
	13		70		
	14				*Injection* de 0,1 cc. de teinture de strophantus dans la veine marginale de l'oreille; la pression baisse rapidement, le cœur s'arrête.
	15				*Mort.*

Résumé : Une injection de 0,3 cc. à 1 $^{0}/_{000}$ d'adrénaline dans la veine marginale de l'oreille, a fait augmenter la pression sanguine de 60 mm. Une injection de 0,3 cc. à 1 $^{0}/_{00}$ introduite dans le duodénum n'a produit aucun effet sur la pression sanguine. Une injection de 1 cc. de strychnine à 4 $^{0}/_{00}$ dans le duodénum a porté la pression de 60 mm. à 110 mm.

Expérience VII

10 février 1905. Lapin 1975 gr. Trachéotomie; éthérisation; laparotomie; injection du curare dans la cavité péritonéale; respir. artif.; injection de 0,1 cc. d'adrén. à 1⁰/₀₀₀ dans la veine margin. de l'oreille; injection de 0,1 cc. d'adrén. à 1⁰/₀₀ dans le duodénum; injection de 1 cc. de strychnine à 1⁰/₀₀ dans le duodénum; injection de 3 cc. de strychnine à 1⁰/₀₀ dans la veine margin. de l'oreille; injection de 0,7 cc. d'adrén. à 1⁰/₀₀₀ dans l'oreille; mort par l'injection de teinture de strophantus dans une veine de l'oreille.

Temps h.	m.	s.	Pression en mm. de mercure	Pouls	OBSERVATIONS
3	32				*Début*
	33		100	267	
	43		106	273	
	44				*Injection* de curare dans le péritoine.
	47		98	252	
	49				*Asphyxie:* on établit la respiration artificielle; le pouls reste pendant 5 minutes lent et très irrégulier.
	53				Le cœur se régularise.
	54		108	204	
	55		112	210	
4					La pression et le cœur sont très irréguliers; cet état se répète à peu près toutes les 4 minutes et dure 3-4 minutes, quelque fois plus; dans les intervalles la *pression* est 108; 96; le *pouls* — 225; 228; 216.
	23				*Injection* de 0,4 cc. d'adrénaline à 1⁰/₀₀₀ dans la veine marginale de l'oreille.
	23	15	160	225	
	23	25			La pression décline irrégulièrement et de nouveau remonte à 4 h. 25' 10''.

Temps h. m. s.			Pression en mm. de mercure	Pouls	OBSERVATIONS
4	26		101	225	
	31				*Injection* de 0,4 cc. d'adrénaline à 1 $^0/_{00}$ dans le duodénum.
	39		96	210	
	46		96	201	
	53		96	195	
	55				*Injection* de 1 cc. de strychnine à 4 $^0/_{00}$ dans le duodénum.
	56		96	186	
5	3		98	177	
	5				La pression augmente lentement et régulièrement.
	6		148	204	
	7		136	201	
	8		134	195	
	16		104	171	
	18				*Injection* de 1 cc. de strychnine à 1 $^0/_{00}$ dans la veine marginale de l'oreille.
	19		98	138	
	20				*Injection* de 1 cc. de strychnine à 1 $^0/_{00}$ dans l'oreille.
	21		86	123	
	22				*Injection* de 1 cc. de strychnine à 1 $^0/_{00}$ dans l'oreille.
	23				*Injection* de 0,7 cc. d'adrénaline à 1 $^0/_{000}$ dans l'oreille.
	24		86	117	
	25		108	102	
	25	35			Syncope cardiaque qui dure 10''.
	27		88	108	A partir de ce moment le pouls devient irrégulier.
	28				*Injection* de 1 cc. de teinture de strophantus dans la veine auriculaire postérieure.
	29		100	111	
	30		110	126	
	31				*Injection* de 1 cc. de teinture de strophantus dans la veine auriculaire postérieure.
	32		116	171	
	33				La pression devient irrégulière, le cœur très rapide ; on injecte encore deux fois la teinture de strophantus, la pression baisse rapidement, le pouls devient incomptable.
	38				*Mort*

Résumé : Ici, la dose de curare injectée dans la cavité péritonéale était un peu trop forte, ce qui a influencé la pression. L'injection de 0.1 cc. d'adrénaline à 1 $^{0}/_{000}$ dans la veine auriculaire postérieure, a fait augmenter la pression de 18 mm., tandis que 0.1 cc. d'adrénaline à 1 $^{0}/_{00}$ introduit dans le duodénum n'ont produit aucun effet. Par contre, une injection intraduodénale de 1 cc. de strychnine à 4 $^{0}/_{00}$ a porté la pression de 96 à 148 mm.

Expérience VIII

11 février 1905. Lapin 1790 gr. Trachéotomie; éthérisation; laparotomie; inject. de curare dans la cavité abdominale; respir. artif.; inject. de 0,2 cc. d'adrén. à 1 °/₀₀₀ dans la veine margin. de l'oreille; encore deux injections dans l'oreille; encore deux injections dans l'oreille, une de 0,2 cc. et l'autre de 0,3 cc. à 1 °/₀₀₀; injection de 0,5 cc. d'adrén. à 1 °/₀₀ dans le duodénum; injection de 1 cc. de strychnine à 4 °/₀₀ dans une veine de l'oreille; mort 20 m. après l'injection de strychnine dans la veine auric. postér.

Temps h.	m.	s.	Pression en mm. de mercure	Pouls	OBSERVATIONS
3	20				*Début*
	27		80	276	
	28		80	267	*Injection* de curare dans la cavité péritonéale.
	29		80	270	
	57				*Injection* de curare dans la cavité péritonéale.
	58				L'Asphyxie.
	59				On établit la respiration artificielle.
4					Le cœur se régularise.
	3		90	276	
	5		88	270	
	7		84	273	
	15		81	270	On injecte trois fois l'adrénaline au lieu dans la veine de l'oreille dans le tissu sous-cutané, la pression n'augmente pas.
	21		90	261	
	23		84	261	
	26		84	258	
	28		86	246	
	30		84	249	
	33		86	240	
	40		86	228	
	41				*Injection* de 0,2 cc. d'adrénaline à 1 °/₀₀₀, dans la veine marginale de l'oreille.

Temps h.	m.	s.	Pression en mm. de mercure	Pouls	OBSERVATIONS
4	42		122	192	
	43		82	222	
	44				*Injection* de 0.2 cc. d'adrénaline à $1\,^{0}/_{000}$ dans la veine marginale de l'oreille.
	45		82	228	
	46				*Injection* de 0,3 cc. d'adrénaline dans l'oreille.
	47		86	228	
	48				*Injection* de 0.2 cc. d'adrénaline à $1\,^{0}/_{000}$ dans l'oreille.
	49		84	222	
	52				*Injection* de 0,5 cc. d'adrénaline à $1\,^{0}/_{00}$ dans le duodénum.
	55		82	216	
	58		82	207	*Injection* de 1 cc. de strychnine à $1\,^{0}/_{00}$ dans le duodénum.
5	6	20	122	195	La pression devient irrégulière, le pouls tantôt rapide, tantôt lent.
	9	20	122	177	La pression et le cœur se régularisent.
	10		118	189	
	16		104	165	
	20		100	171	
	23		98	162	
	27		98	183	
	35				*Injection* de 1 cc. de strychnine dans la veine marginale de l'oreille : la pression tombe brusquement, le cœur devient lent.
	36		54	102	
	37		54	75	
	38		60	90	
	40		68	120	
	42		74	120	
	44		76	129	
	46		60	90	
	51		68	102	
	53		70	105	
	55		44	78	
	57		44	45	*Tué.*

Résumé : Dans cette expérience, l'étroitesse des vaisseaux a rendu difficile l'introduction de notre aiguille dans la veine auriculaire. Après quelques essais infructueux, nous avons cependant réussi à faire remonter la pression de 86 à 122 mm. Une injection intra-duodénale de 0.5 cc. d'adrénaline à 1 $^{0}/_{00}$ n'a produit aucun effet sur la pression sanguine. Une injection de 1 cc. de strychnine à 1 $^{0}/_{00}$ dans le duodénum a fait augmenter la pression de 40 mm.

———

Expérience IX

13 février 1905. Lapin 2210 gr. Trachéotomie; éthérisation. laparotomie; injection de curare dans le péritoine; respir. artif.; injection de 0,1 cc. d'adrén. à 1 $^0/_{000}$ dans la veine marginale de l'oreille; injection de 0,1 cc. d'adrén. à 1 $^0/_{00}$ dans le duodénum; inject. de 0,1 cc. d'adrén. à 1 $^0/_{00}$ dans le duodénum; injection de 1 cc. de strychnine à 1 $^0/_{00}$ dans le duodénum; inject. de 0,3 cc. et de 0,1 cc. de strychnine à 1 $^0/_{00}$ dans la veine marginale de l'oreille; inject. de 0,2 cc. d'adrén. à 1$^0/_{000}$ dans la veine marginale de l'oreille; mort par l'injection de teint. de strop. dans l'oreille.

Temps h.	m.	s.	Pression en mm. de mercure	Pouls	OBSERVATIONS
3	5				*Début*
	7		82	261	
	8		86	258	
	9				*Injection* de curare dans le péritoine.
	16		82	216	
	24		78	258	
	25				*Injection* de curare dans le péritoine.
	27		78	216	
	34		76	234	
	35				*Injection* de curare dans le péritoine.
	40		74	237	
	46		78	240	
	53		78	210	
	55				*Injection* de curare dans le péritoine; le cœur se ralentit; la pression devient irrégulière.
	56	25			Asphyxie; on établit la respiration artificielle.
	58				La pression et le cœur se régularisent.
	59		68	240	
4	1		68	228	
	2				*Injection* de 0,4 cc. d'adrénaline à 1 $^0/_{000}$ dans la veine marginale de l'oreille.

Temps h.	m.	s.	Pression en mm. de mercure	Pouls	OBSERVATIONS
4	2	40			La pression monte brusquement.
	3		122	183	
	4		106	225	
	5		82	219	
	10				*Injection* de 0,4 cc. d'adrénaline à 1 °/₀₀ dans le duodénum.
	11		84	210	
	19		90	216	
	29		90	210	
	33		88	210	
	40				*Injection* de 0,4 cc. d'adrénaline à 1 °/₀₀ dans le duodénum.
	41		88	201	
	43		88	204	
	50		86	195	
	55		80	180	
	56				*Injection* de 1 cc. de strychnine à 4 °/₀₀ dans le duodénum.
	58		80	177	
5	2		80	177	
	6		82	174	
	7				La pression monte et devient irrégulière.
	10		98	177	La pression se régularise.
	11		104	171	
	12	20			La pression devient irrégulière, le pouls lent.
	14		112	159	
	15		108	153	
	16		104	153	
	19		90	144	
	20		94	141	
	21				*Injection* de 0,3 cc. de strychnine à 4 °/₀₀ dans l'oreille.
	22		100	150	
	23		98	150	
	24				*Injection* de 0,4 cc. de strychnine à 4 °/₀₀ dans l'oreille, suivie d'une petite syncope et ralentissement du cœur qui dure 50''.
	26		62	150	
	28		72	117	
	29				*Injection* de 0,2 cc. d'adrénaline à 1 °/₀₀₀ dans la veine marginale de l'oreille.
	30		114	126	
	31		94	141	
	33				
	34				*Injection* de 0,3 cc. de teinture de strophantus dans l'oreille.
	35	15	114	198	A partir de ce moment, la pression baisse, Le pouls devient incomptable.
	37				*Mort.*

Résumé : Une injection de 0,1 cc. d'adrén. à 1 $^0/_{000}$ dans la veine auriculaire postérieure a fait remonter la pression sanguine de 51 mm.

Après avoir injecté 0,1 cc. d'adrénaline à 1 $^0/_{00}$ dans le duodénum, il s'est produit une petite augmentation dans la pression. Le fait ne concordant pas avec nos expériences antérieures, nous avons répété la même injection qui, cette fois-ci, n'a produit aucun effet sur la pression : l'augmentation de pression observée était simplement due au fait que quelques gouttes d'adrénaline étaient tombées sur un des vaisseaux blessés. Une injection intraduodénale de 1 cc. de strychnine à 1 $^0/_{00}$ a fait augmenter la pression de 32 mm.

Expérience X

21 février. Lapin 1600 gr. Trachéotomie; éthérisation: laparotomie: injection de 0,4 cc. d'adrén. à 1 °/₀₀ dans le duodénum: inject. de 1 cc. d'adrén. à 1 °/₀₀ dans le duodénum; injection de 0,2 cc. d'adrén. à 1 °/₀₀₀ dans la veine marginale de l'oreille; inject. de 0,4 cc. d'adrén. à 1 °/₀₀₀ dans la veine marginale de l'oreille; tué par la section de la carotide.

Temps h.	m.	s.	Pression en mm. de mercure	Pouls	OBSERVATIONS
2	43				*Début*
	47		104	243	
	49		102	249	
	57		100	288	
	59				*Injection* de 0,4 cc. d'adrénaline à 1 °/₀₀ dans le duodénum.
3	2		105	303	
	8		92	309	
	21		95	315	
	25		97	303	
	26				*Injection* de 1 cc. d'adrénaline à 1 °/₀₀ dans le duodénum.
	29		99	315	
	57		95	312	
4	1		96	300	
	1	35			*Injection* de 0,2 cc. d'adrénaline à 1 °/₀₀₀ dans la veine marginale de l'oreille; la pression commence à monter tout de suite.
	2	25	110	261	
	3	10	112	267	
	4		96	306	
	5		98	312	
	6				*Injection* de 0,4 cc. d'adrénaline à 1 °/₀₀₀ dans la veine marginale de l'oreille.
	6	45	124	231	
	8		97	276	
	15		84		
	15	30			*Tué* par section de la carotide.

Résumé : Dans cette expérience nous avons voulu changer un peu le mode de nos injections ; ceci afin de démontrer que si l'injection duodénale ne donnait pas d'augmentation de pression, ce n'était point par le fait d'une sorte d'épuisement de l'appareil vasculaire amené par l'injection veineuse préalable. Nous avons donc commencé par injecter l'adrénaline dans le duodénum. Deux injections de 0,4 cc. et une de 1 cc. à 1 °/₀₀ n'ont produit aucun effet sur la pression sanguine. Des doses 50 et 25 fois plus faibles que celles injectées dans le duodénum, introduites celles-ci dans la veine auriculaire postérieure, ont fait augmenter la pression de 11 et de 26 mm.

Expérience XI

6 mars 1905. Lapin 1670 gr. Trachéotomie; éthérisation; laparotomie; injection de 0.1 cc. d'adrénaline à 1 °/00 dans le duodénum; injection de 0,2 cc. d'adrénaline à 1 °/000 dans la veine marginale de l'oreille.

Temps h.	m.	s.	Pression en mm. de mercure	Pouls	OBSERVATIONS
3	55				*Début*
4			108	288	
	2		108	300	
	5		106	309	
	6				*Injection* de 1 cc. d'adrénaline à 1 °/000 dans la veine marginale de l'oreille.
	8		112	261	
	15		112	312	
	21				*Un peu agité.*
	22		118	324	
	35				*Agitation.*
	36		120	330	
	41		120	327	
	53		120	327	
	55				*Injection* de 0.2 cc. d'adrénaline à 1 °/000 dans la veine marginale de l'oreille.
	55	10			La pression monte brusquement.
	55	20	181		
	56		150	90	
	57		121	129	
	59		112	213	
5			110	258	
	9		118	315	
	16				On fait inspirer à l'animal la nitrite d'amyle; la pression baisse et devient irrégulière, le pouls incomptable.
	19		108		
	21		50		
	24				On verse du chloroforme dans la trachée-artère, et l'animal meurt.

Résumé : En examinant les résultats de cette expérience, il semble au premier abord qu'une injection de 4 cc. d'adrénaline à 1 $^{0}/_{00}$ dans le duodénum a fait augmenter la pression de 11 mm., mais cette augmentation ainsi que la forte accélération du pouls constatée, étaient dues à l'état d'agitation de l'animal non curarisé ; on en peut voir la preuve dans le fait que l'élévation de pression coïncidait avec une *accélération* du pouls, tandis que l'hypertension due à l'adrénaline accompagne un ralentissement de celui-ci. C'est ainsi que dans la suite de la même expérience, nous voyons une injection de 0,2 cc. à 1 $^{0}/_{00}$ d'adrénaline dans la veine marginale de l'oreille porter la pression de 120 à 181 mm. et ramener le pouls de 327 à 90 pulsations par minute.

Expérience XII

3 mars 1905. Lapin 2015 gr. Trachéotomie; éthérisation, laparotomie; injection de 4 cc. d'adrén. à 1 $^0/_{00}$ dans l'appendice au lieu du duodénum; injection de 0,2 cc. d'adrén. à 1 $^0/_{000}$ dans la veine marginale de l'oreille; tué par section de la carotide.

Temps h.	m.	s.	Pression en mm. de mercure	Pouls	OBSERVATIONS
2	55				*Début*
	59		88	249	
3	6		96	255	
	8				Un peu agité.
	9				*Injection* de 4 cc. d'adrénaline à 1 $^0/_{00}$ dans l'appendice au lieu du duodénum.
	10		108	261	
	16		102	258	
	21		106	261	
	32		108	267	
	33				Un peu agité.
	35		114	264	
	37		108	270	
	58		108	270	
	58	35			*Injection* de 0,2 cc. d'adrénaline à 1 $^0/_{000}$ dans l'oreille.
	59		112	270	
4			110	267	
	1				*Injection* de 0,2 cc. d'adrénaline à 1 $^0/_{000}$ dans la veine marginale de l'oreille.
	1	30	156	186	
	3		106	255	
	6		112	270	
4	30				*Tué.*

Autopsie.

L'adrénaline s'est résorbée; l'appendice est normale.

Résumé : Comme on le voit, nous avons introduit par mégarde notre solution dans l'appendice et non dans le duodénum.

L'injection de 4 cc. d'adrénaline à 1 $^{0}/_{000}$ dans l'appendice n'a pas changé la pression sanguine, si on en excepte de petites oscillations résultant de l'état d'agitation de l'animal. Une injection de 0.2 cc. d'adrén. à 1 $^{0}/_{000}$ dans la veine auriculaire postérieure a fait augmenter la pression de 46 mm.

CONCLUSIONS

Dans toutes les expériences résumées ci-dessus, il a été impossible d'obtenir une augmentation de pression par action de l'adrénaline introduite dans le duodénum et administrée à très fortes doses. Nos propres expériences, comme toutes celles qui ont été faites en utilisant les voies digestives comme porte de pénétration de l'adrénaline, nous permettent de conclure que les résultats satisfaisants que les cliniciens disent avoir obtenus en administrant l'adrénaline par la bouche dans des cas d'hémorrhagies et de troubles cardiaques ont été dus à de pures coïncidences.

SECTION 2

Adrénaline introduite sous la peau ou dans le peritoine

Dans une deuxième série d'expériences, nous avons étudié l'effet sur la pression sanguine, de l'adrénaline introduite dans la cavité péritonéale et sous la peau.

Nous basant sur ce double fait que, d'une part, l'adrénaline n'a pas d'effets cumulatifs, puisque la substance se modifie ou se détruit rapidement dans l'organisme, et que chaque administration d'autre part produit une nouvelle vaso-constriction, nous nous sommes servis dans la plupart des expériences qui vont suivre du même animal pour faire et l'injection sous-cutanée et celle dans la cavité péritonéale.

Expérience XIII

15 février 1905. Lapin 1840 gr. Trachéotomie; éthérisation; laparotomie (petite incision sur la ligne blanche); inject. de curare; respirat. artif.; injection de 0,4 cc. d'adrén. à 1 $^0/_{000}$ dans la veine margin. de l'oreille; inject. de 1 cc. d'adrén. à 1 $^0/_{00}$ dans la cavité périt.; inj. de 0,4 cc. d'adrén. à 1$^0/_{00}$ dans le péritoine; inject. de 1 cc. à 1 $^0/_{000}$ et 0,4 cc. à 1 $^0/_{00}$ sous la peau; injection de 0,2 cc. d'adrén. à $^0/_{000}$ dans la veine margin. de l'oreille; injection de 0,5 cc. de strych. à 4 $^0/_{00}$ dans le péritoine; tué par l'injection de teint. de stroph.

Temps h.	m.	s.	Pression en mm. de mercure	Pouls	OBSERVATIONS
2	55				*Début*
	57		96	306	
	59		96	308	
3					*Injection* de curare dans la cavité péritonéale.
	1		100	228	
	4				Asphyxie; on établit la respiration artificielle.
	6		90	249	
	7		94	279	
	13		110	315	
	13	30			*Injection* de 0,4 cc. d'adrénaline à 1 $^0/_{000}$ dans la veine marginale de l'oreille.
	14				
	14				La pression monte lentement.
	14	25	142	195	La pression est irrégulière; pouls lent.
	15	50			La pression monte brusquement.
	16		154	162	
	17		130	282	
	18		120	294	
	19		120	267	
	28		92	147	
	24		108	285	*Injection* de 1 cc. d'adrénaline à 1 $^0/_{000}$ dans la cavité *péritonéale*.

Temps			Pression en mm. de mercure	Pouls	OBSERVATIONS
h.	m.	s.			
3	29				
	30		90	297	
	35		90	285	
	44		76	285	
	51		76	282	
	52				*Injection* de 0,1 cc. d'adrénaline à 1 $^{0}/_{00}$ dans la cavité péritonéale.
	53		76	279	
	54		80	261	
4	12				*Injection* 1 cc. d'adrénaline à 1 $^{0}/_{000}$ sous la peau.
	13		82	258	
	22		78	252	
	24				*Injection* de 0,1 cc. d'adrénaline à 1 $^{0}/_{00}$ sous la *peau*.
	25		76	252	
	30		71		
	31				*Injection* de 0,2 cc. d'adrénaline à 1 $^{0}/_{000}$ dans la veine marginale de l'oreille.
	31	35			La pression monte lentement.
	31	36			
	32	20	120	240	
	33		96	234	
	42		93	246	
	43				*Injection* de 0,5 cc. de strychnine à 4 $^{0}/_{00}$ dans la cavité péritonéale.
	44		86	243	
	48		82	231	
	52		84	225	
	53		100	222	
	55		118	222	
	56		108	225	
5	9		106	177	
	10		106	186	
	22		96	102	
	24				*Injection* de 0,2 cc. de teinture de strophantus dans la veine marginale de l'oreille; la pression baisse; le pouls devient incomptable.
	27				*Mort.*

Résumé : une injection intra-veineuse de 0,1 cc. d'adrénaline à 1 °/₀₀₀ fait augmenter la pression de 14 mm., 0,1 cc. à 1 °/₀₀ introduits dans la cavité péritonéale et sous la peau n'ont produit aucun effet. Une nouvelle injection de 0.2 cc. à 1 °/₀₀₀ dans la veine marginale de l'oreille a fait augmenter la pression de 16 mm. 0,5 cc. de strychnine à 1 °/₀₀ introduit dans la cavité péritonéale ont fait remonter la pression de 22 mm.

Expérience XIV

16 février 1905. Lapin 2010 gr. Trachéotomie; éthérisation; laparotomie (une petite incision sur la ligne blanche); inject. de curare; resp. artif.; inject. de 0,3 cc. d'adrén. à 1 ‰₀ dans la veine marginale de l'oreille; injection de 1 cc. d'adrén. à 1 ‰₀ de la cavité périton.; injection de 0,7 cc. d'adrén. à 1 ‰ dans la cavité péritonéale; inject. de 0,3 cc. d'adrén. à 1 ‰ sous la peau; injection de 1 cc. de strychn. à 4 ‰ en deux fois dans la cavité péritonéale; inject. de 0,3 cc. de teint. de stroph. dans une veine de l'oreille; mort 5 m. après.

Temps h.	m.	s.	Pression en mm. de mercure	Pouls	OBSERVATIONS
2	45				*Début*
	47		90	297	
	50				*Injection* de curare dans la cavité péritonéale.
	51		98	288	
	58		91	288	*Injection* de curare dans la cavité péritonéale.
3	2				Asphyxie; on établit la respiration artificielle.
	4		88	306	
	17		90	279	
	17	15			*Injection* de 0,3 cc. d'adrénaline à 1 ‰₀ dans la veine marginale de l'oreille.
	18	30	111	186	
	19	30	116	141	
	21		88	105	
	27		76	231	
	28				*Injection* de 1 cc. d'adrénaline à 1 ‰₀ dans la cavité péritonéale.
	29		80	231	
	31		82	201	
	35		76	252	
	41				*Injection* de 0,7 cc. d'adrénaline à 1 ‰ dans la cavité péritonéale.

Temps h.	m.	s.	Pression en mm. de mercure	Pouls	OBSERVATIONS
3	13		80	252	
	49		80	213	
	53		82	225	
4	11		84	201	
	13		82	207	
	15				*Injection* de 0,3 cc. d'adrénaline à 1 °/₀₀ sous la peau ; la pression est irrégulière pendant 3 minutes.
	19		88	204	
	21		82	204	
	23		82	198	
	24				La pression devient de nouveau irrégulière.
	25				*Injection* de 0,5 cc. de strychnine à 4 °/₀₀ dans la cavité péritonéale.
	30		84	198	
	37		100	198	
	41		132	201	
	43		122	219	
	49		100	186	
	57		102	189	
5	12		98	183	*Injection* de 0,5 cc. de strychnine à 4 °/₀₀ dans la cavité péritonéale.
	13		98	189	
	28		90	165	
	38				*Injection* de 0,3 cc. de teinture de strophantus dans la veine marginale de l'oreille.
	39		88	168	
	41		72		Le pouls est incomptable.
	42		64		
	43		34		
	44				*Mort.*

Résumé : Une injection de 0,3 cc. d'adrénaline à 1 °/₀₀₀ a fait augmenter la pression de 54 mm. Une injection de 1 cc. à 1 °/₀₀₀ et de 0,7 cc. à 1 °/₀₀ dans la cavité péritonéale et une injection de 0,3 cc. à 1 °/₀₀ sous la peau n'ont pas influencé la pression. Une injection de 0,5 cc. de strychnine à 4 °/₀₀ dans la cavité péritonéale a porté la courbe de la pression de 84 à 132 mm.

Expérience XV

18 février 1905. Lapin 2010 gr. Trachéotomie; éthérisation, laparotomie (une petite incision sur la ligne blanche); injection de curare; resp. artif.; inj. de 0,3 cc. d'adrén. à $^0/_{000}$ dans la veine marg. de l'oreille; inject de 0,3 cc. d'adrén. à 1 $^0/_{00}$ dans le péritoine. injection de 0,3 cc. à 1 $^0/_{00}$ sous la peau; injection de 0,3 cc. de strych. dans la cavité péritonéale; inject. de 0,3 cc. de teinture de strop. dans la veine marg. de l'oreille.

Temps h.	m.	s.	Pression en mm. de mercure	Pouls	OBSERVATIONS
2	58				*Début*
	59		100	285	
3	4		96	270	
	5				*Injection* de curare dans la cavité péritonéale.
	6		108	255	
	7				Asphyxie; on établit la respiration artificielle.
	8		104	291	
	13		92	282	
	16		102	270	
	18		98	261	
	19	20			*Injection* de 0,3 cc. d'adrénaline à 1 $^0/_{000}$ dans la veine marginale de l'oreille. La pression monte d'abord lentement puis rapidement.
	21		118	213	
	22		92	273	
	23		82	276	
	26		70	261	
	27		74	264	
	28		74	258	
	34		73	231	
	35				*Injection* de 0,3 cc. d'adrénaline à 1 $^0/_{00}$ dans la cavité péritonéale.

Temps h.	m.	s.	Pression en mm. de mercure	Pouls	OBSERVATIONS
					Début
3	36		76	213	
	37		76	216	
	45		84	210	
	49		88	246	
	56		80	243	
4	2		84	243	*Injection* de 0,3 cc. d'adrénaline à 1 $^0/_{00}$ sous la peau.
	3				
	4		84	243	
	11		84	198	
	16		82	240	
	21		84	222	
	31		82	222	
	32				*Injection* de 0,5 cc. de strychnine à 4 $^0/_{00}$ dans la cavité péritonéale.
	33		82	228	
	44		80	213	
	51		84	210	
	54				L'animal est convulsé.
	59				La pression commence à être stationnaire.
5			138	195	
	1		108	198	
	3		112	195	
	7		140	198	
	8		140	180	
	19		72	189	
	21				*Injection* de 0,3 cc. de teinture de strophantus dans la veine marginale de l'oreille.
5	21				*Mort.*

Résumé : Une injection de 0.3 cc. d'adrénaline à 1 $^0/_{000}$ dans la veine marginale de l'oreille a fait augmenter la pression seulement de 20 mm. La modicité de l'élévation de la pression après injection intraveineuse était probablement due ici à la compression des racines des oreilles par l'appareil fixateur.

Une injection de 0,3 cc. à 1 $^0/_{00}$ faite dans la cavité péritonéale et sous la peau, n'a presque pas changé la courbe graphique.

Une injection de 0,5 cc. de strychnine à 4 $^0/_{00}$ a porté la pression de 82 à 138 mm.

Expérience XVI

23 février 1905. Lapin 1870 gr. Trachéotomie, éthérisation, ouverture de la cavité abdominale par une petite incision sur la ligne blanche; injection de 0,3 cc. d'adrén. à 1 $^0/_{00}$ dans la cavité péritonéale (on injecte deux fois la même quantité, car pendant la première injection on a versé quelques gouttes sur les vaisseaux blessés); inject. de 0,8 cc. d'adrén. à 1 $^0/_{00}$ dans la cavité périt.; inject. de 0,2 cc. d'adrén. à 1 $^0/_{000}$ dans la veine marginale de l'oreille (on injecte deux fois la même quantité) inject. de 0,5 cc. de strych. à 1 $^0/_{00}$ dans la cavité peritonéale, on tue l'animal par l'injection de la belladone dans la veine marg. de l'oreille

Temps h.	m.	s.	Pression en mm. de mercure	Pouls	OBSERVATIONS
2	35				*Début*
	36		99	351	
	40		104	330	
	42		102	336	Un peu agité.
	43	10			*Injection* de 0,3 cc. d'adrénaline à 1 $^0/_{00}$ dans la cavité péritonéale (on verse par hasard une goutte d'adrénaline sur les petits vaisseaux blessés).
	43	30			La pression monte brusquement.
	43	40	131	108	
	45		104	231	
	46		88	276	
	50		92	201	
3	3		90	315	
	4				*Injection* de 0,3 cc. d'adrénaline à 1 $^0/_{00}$ dans la cavité péritonéale.

Temps h.	m.	s.	Pression en mm. de mercure	Pouls	OBSERVATIONS
3	5		92	285	
	6		96	249	
	7		100	225	
	8		100	234	
	9		98	231	
	16		98	222	
	16	30			*Injection* de 0,8 cc. d'adrénaline à 1 $^0/_{00}$ dans la cavité péritonéale.
	17		98	207	
	18		112	189	
	19		110	177	
	20		112	147	
	21		112	141	
	22		112	159	
	23		112	147	
	24		108	162	
	26		108	165	
	28		110	189	
	34		101	222	
	35				*Injection* de 0,2 cc. d'adrénaline à 1 $^0/_{000}$ dans la veine marginale de l'oreille.
	36		104	225	
	40				*Injection* de 0,2 cc. d'adrénaline à 1 $^0/_{000}$ dans la veine marginale de l'oreille.
	41		106	204	
	43		102	219	
	44				*Injection* de 0,5 cc. de strychnine à 4 $^0/_{00}$ dans la cavité péritonéale.
	45	35			La pression augmente; le cœur est lent.
	46	30			Le cœur se régularise.
	47		134	219	
	48				Agitation, pression irrégulière, cœur lent.
	55		104	162	
	57		94	114	
	57	45			*Injection* de 0,005 gr. de belladone dans la veine marginale de l'oreille. La pression de nouveau est irrégulière.
	58		86	151	
	59				*Injection* de 0,005 gr. de belladone dans l'oreille.
4					La pression tombe brusquement.
	1		48	174	
	1	25			*Injection* de 0,01 gr. de belladone dans la veine auriculaire postérieure.
	2		22	159	
	3		22	210	
	4		10	138	
	4	10			*Mort.*

Résumé : Ici nous voyons que la dose de 0.8 cc. d'adrénaline à 1 $^{0}/_{00}$ injectée dans la cavité péritonéale a fait augmenter la pression de 14 mm. Il semble donc que l'augmentation de la dose de la substance injectée ait permis à celle-ci d'être résorbée en assez grande abondance pour que l'influence caractéristique se fasse sentir sur l'appareil vasculaire.

Expérience XVII

25 février 1905. Lapin 1650 gr. Trachéotomie: éthérisation; ouverture de la cavité abdominale par une petite incision de la ligne blanche; injection de 0,7 cc. d'adrénaline à 1 $^0/_{00}$ dans la cavité péritonéale; inj. de 0.15 cc. d'adrén. à 1 $^0/_{000}$ dans la veine marg. de l'oreille; injection de 0,75 cc. de strychnine à 1 $^0/_{00}$; en deux fois dans la cavité péritonéale; inj. de 0.2 cc. de strychnine à 1 $^0/_{00}$ dans une veine de l'oreille; tué par section de la carotide.

Temps h.	m.	s.	Pression en mm. de mercure	Pouls	OBSERVATIONS
2	38				*Début*
	41		98	306	
	50		102	315	
	51				*Injection* de 0,1 cc. d'adrénaline à 1 $^0/_{00}$ dans la cavité péritonéale.
	52		102	285	
	54		104	300	
3	1		105	282	
	7		104	303	
	9		105	288	
	14		100	285	
	15				*Injection* de 0,3 cc. d'adrénaline à 1 $^0/_{00}$ dans la cavité péritonéale.
	16		105	294	
	25	30	109	291	
	26				*Injection* de 0,15 cc. d'adrénaline à 1 $^0/_{000}$ dans la veine marginale de l'oreille.
	27		142	204	
	28		124	246	
	29		114	252	
	32		103	297	

Temps h. m. s.			Pression en mm. de mercure	Pouls	OBSERVATIONS
3	34		108	294	
	35		105	294	
	41		107	258	
	45				*Injection* de 0.25 cc. de strychnine à 1 °/00 dans le péritoine.
	46		101	279	
	56				*Injection* de 0,5 cc. de strychnine à 1 °/00 dans la cavité péritonéale.
	57		98	279	
4					*Injection* de 0,2 cc. de strychnine à 1 °/00 dans la veine marginale de l'oreille.
	1		99	285	
	5		114	201	
	6		104	210	
	7		96	231	
	20				*Tué* par section de la carotide.

Résumé : Deux injections, l'une de 0,1 cc., et l'autre de 0,3 cc. d'adrénaline à 1 °/00 dans la cavité péritonéale n'ont pas changé la courbe de la pression. Les ascensions de 3 et de 7 mm. qui se sont produites semblent dues au tiraillement douloureux exercé sur la paroi abdominale de l'animal. Une injection de 0.15 cc. d'adrén. à 1 °/000 dans la veine marginale de l'oreille a fait augmenter la pression de 33 mm.

Expérience XVIII

1 mars 1905. Lapin 2245 gr. Trachéotomie; éthérisation. laparotomie (petite incision sur la ligne blanche); injection de 1 cc. d'adrén. à 1 $^0/_{00}$ dans la cavité péritonéale; inject. de 0.2 cc. d'adrén. à 1 $^0/_{000}$ dans la veine marg. de l'oreille; trois injections successives de la strychnine dans la veine marginale de l'oreille.

Temps h.	m.	s.	Pression en mm. de mercure	Pouls	OBSERVATIONS
2	46				*Début*
	48		96	288	
	57		98	288	
	58		108	300	
3			104	288	
	1				*Injection* 1 cc. d'adrénaline à 1 $^0/_{00}$ dans la cavité péritonéale.
	2		112	279	
	3		114	267	
	6		110	273	
	7		116	273	
	8		112	273	
	9		112	270	
	22		112	273	
	26		116	243	
	40		110	258	
	42		110	261	
	44		110	261	
	45				*Injection* de 0,2 cc. d'adrénaline à 1 $^0/_{000}$ dans la veine marginale de l'oreille.
	45	25	138	171	
	47		110	240	
	53				*Injection* de 0,2 cc. de strychnine à 1 $^0/_{000}$ dans la veine marginale de l'oreille.
	54		112	207	
	54	30			*Injection* de 0,3 cc. de strychnine à 1 $^0/_{000}$ dans la veine auriculaire postérieure.

Temps			Pression en mm. de mercure	Pouls	OBSERVATIONS
h.	m.	s.			
3	55		122	189	
	55	20			L'animal a des convulsions, la pression monte très fortement, mais au bout d'une minute baisse, le cœur devient lent.
	58				*Injection* de 0,2 cc. de strychnine à 4 $^0/_{00}$ dans la veine marginale de l'oreille. A partir de ce moment l'animal a beaucoup de convulsions, et après une nouvelle injection de 0,3 cc. de strychnine à 4 $^0/_{00}$ il meurt à 4 h. 3'.

Une dose de 1 cc. d'adrénaline à 1 $^0/_{00}$ dans la cavité péritonéale a fait augmenter la pression de 12 mm. Une injection d'une dose 50 fois plus faible faite dans la veine marginale de l'oreille a fait augmenter la pression de 110 à 138 mm.

Résumé : Par conséquent, dans cette expérience, par exception une dose de 1 décimilligramme d'adrénaline en injection péritonéale a donné lieu à une élévation de la pression. Précédemment les doses égales et plus fortes (3 e 4 décimilligrammes : expérience XVII) sont restées sans action sur la pression sanguine.

Expérience XIX

2 mars 1905. Lapin 1900 gr. Trachéotomie: éthérisation: laparotomie (une petite incision sur la ligne blanche); injection de 2 cc. d'adrén. à 1 $^0/_{00}$ dans la cavité péritonéale; 4 injections d'adrén. à 1 $^0/_{000}$ dans la veine marginale de l'oreille.

Temps h.	m.	s.	Pression en mm. de mercure	Pouls	OBSERVATIONS
2	23				*Début*
	25		98	315	
	40		104	291	
	42		102	306	
	43				*Injection* de 2 cc. d'adrénaline à 1 $^0/_{00}$ dans la cavité péritonéale.
			108	270	
	44				
	45		114	234	
	47		114	228	
	48		114	234	
	51		116	216	
	52		118	213	
	54		126	195	
	56		130	183	
	57		136	171	
	59		136	168	
3	1		128	162	
	2		126	159	
	4		126	162	
	6		128	162	
	10		118	192	
	16		112	204	
	23		100	246	
	25				*Injection* de 0.2 cc. d'adrénaline à 1 $^0/_{000}$ dans la veine marginale de l'oreille.

Temps h.	m.	s.	Pression en mm. de mercure	Pouls	OBSERVATIONS
3	26		100	198	
	27				*Injection* de 0.2 cc. de la même solution.
	28		92	285	
	35		92	249	
	36				*Injection* de 0.8 cc. d'adrénaline à 1 $^{0}/_{000}$ dans la veine marginale de l'oreille.
	37		90	276	
	47		90	273	
	18				*Injection* de 0.5 cc. d'adrénaline à 1 $^{0}/_{000}$ dans la veine marginale de l'oreille.
	18	35	118	207	
4	15				*Tué.*

Résumé : Une injection de 2 cc. d'adrénaline à 1 $^{0}/_{00}$ dans la cavité péritonéale a fait augmenter la pression de 31 mm. L'augmentation de la pression après des injections intraveineuses à faibles doses a été peu démonstrative, probablement à cause de notre appareil fixateur.

Expérience XX

8 mars 1905. Lapin 1820 gr. Trachéotomie; injection de 2,3 cc. d'adrén. à 1 $^{0}/_{00}$ sous la peau; injection de 0,15 cc. et de 0,3 cc. d'adrén. à 1 $^{0}/_{000}$ dans la veine marginale de l'oreille; injection de 1 cc. de strychnine à 4 $^{0}/_{00}$ en deux fois sous la peau.

Temps h.	m.	s.	Pression en mm. de mercure	Pouls	OBSERVATIONS
2	53				*Début*
	55		120	273	
3	1		118	273	
	2				Un peu agité.
	4		122	279	*Injection* de 2,3 cc. d'adrénaline à 1 $^{0}/_{00}$ sous la peau, dans l'aine gauche.
	14		118	274	
	21				Agitations.
	23		122	249	
	45				Formation d'un caillot dans la canule; réintroduction de la canule.
	57		116	255	
4	4		106	252	
	5				*Injection* de 0,15 cc. d'adrénaline à 1 $^{0}/_{000}$ dans la veine marginale de l'oreille.
	5	15	126	231	
	6		122	207	
	7		120	216	
	7	50			*Injection* de 0,3 cc. d'adrénaline à 1 $^{0}/_{000}$ dans la veine marginale de l'oreille.
	8	10	146	195	
	9		128	204	
	11		116	225	
	13		114	237	
	16		104	258	
	16	30			Un peu agité.
	17				*Injection* de 0,5 cc. de strychnine à 4 $^{0}/_{00}$ sous la peau, dans l'aine droite.

Temps			Pression en mm. de mercure	Pouls	OBSERVATIONS
h.	m.	s.			
4	19		101	249	
	25		100	249	
	31		102	240	
	39				*Injection* de 0,5 cc. de strychnine à 1 $^0/_{00}$ dans l'aine droite.
	40		102	201	
	49		108	207	
	54		102	231	
	55				On touche l'animal et il commence à être convulsé ; cet état dure jusqu'à 5 h. 2'.
5	2				*Mort*.

Résumé : Une injection de 2,3 cc. d'adrénaline à 1 $^0/_{00}$ a produit une augmentation à peine perceptible dans la pression sanguine .

Une injection de 0,15 cc .à 1 $^0/_{000}$ dans la veine marginale de l'oreille a porté la courbe de la pression de 106 à 126 mm. et l'injection de 0.3 cc. $^0/_{000}$ de 120 à 146 mm.

CONCLUSIONS

Cette série d'expériences nous montre que la pression n'est influencée notablement que par de très fortes doses et lorsqu'on utilise l'injection péritonéale. Pour influencer la circulation générale chez l'homme il faudrait donc employer des doses colossales, ce qui risquerait fort d'occasionner des désordres locaux plus ou moins graves.

L'injection sous-cutanée de doses fortes est capable, ainsi que l'ont démontré certaines expériences, d'amener des altérations notables de tissu cellulaire sous-cutané. Il en résulte que cette voie d'introduction de l'adrénaline dans des cas d'hémorrhagies internes et des troubles cardiaques deviendrait dangereuse à employer chez l'homme aussitôt que l'on voudrait atteindre les doses réellement efficaces.

SECTION 3

L'adrénaline contre la syncope chloralique

Dans une troisième série d'expériences nous avons administré l'adrénaline après avoir arrêté le cœur par le chloral.

Expérience XXI

9 mars 1905. Lapin 1855 gr. Trachéotomie, injection de 0,2 cc. et 0,3 cc. d'adrén. à 1 $^0/_{000}$ dans la veine marginale de l'oreille; injection en tout 83 cc. de chloral à 1 $^0/_0$ dans l'artère fémorale droite; injection de 0,3 cc. d'adrén. à 1 $^0/_{000}$ et de 0,5 cc. à 1 $^0/_{00}$ dans la veine marg. de l'oreille: on recommence le chloral et on inejcte de nouveau 7 cc. à 1 $^0/_0$ et 79 cc. à 2 $^0/_0$; injection intraveineuse d'adrén.; respir. artif.; section de deux pneumogastriques; injection d'adrén.; injection de strychnine; injection de coriamyrtine dans la veine marg. de l'oreille; mort par section de la carotide.

Temps h.	m.	s.	Pression en mm. de mercure	Pouls	OBSERVATIONS
2	45				*Début*
	46		114	300	
3			112	306	
	1	30			*Injection* de 0,2 cc. d'adrénaline à 1 $^0/_{000}$ dans la veine marginale de l'oreille.
	2		122	255	
	3		138	213	
	5		110	285	
	9				*Injection* de 0,3 cc. d'adrénaline à 1 $^0/_{000}$ dans la veine marginale de l'oreille.
	10		160	198	
	11		122	192	
	12		100	273	
	17				La pression fait toutes les 5-10 secondes des chutes.

Temps h.	m.	s.	Pression en mm. de mercure	Pouls	OBSERVATIONS
3	18		116	177	
	31		100	279	
	37		102	282	
	40		102	267	
	42				*Injection* dans l'artère fémorale droite de chloral à 1 %; 0,12 ctgr. par kilo d'animal : on injecte 12 cc.
	43		102	213	
	45		108	171	
	48		112	219	
	49		112	231	
	51		88	252	
	53		90	270	
	55		96	267	*Injection* de 5 cc. de chloral à 1 %.
	57		88	276	*Injection* de 5 cc. de chloral à 1 %.
	58	30	84	276	*Injection* de 5 cc. de chloral à 1 %.
4					*Injection* de 7 cc. de chloral à 1 %; le cœur devient arythmique.
	1	30			*Injection* de 7 cc. de chloral à 1 %.
	2		82	204	
	3				*Injection* de 7 cc. de chloral à 1 %.
	4		80	228	
	5				*Injection* de 7 cc. de chloral à 1 %.
	6				
	6		96	234	*Injection* de 7 cc. de chloral à 1 %.
	8				*Injection* de 7 cc. de chloral à 1 %.
	9		74	228	
	10				*Injection* de 7 cc. de chloral à 1 %.
	12		76	228	*Injection* de 7 cc. de chloral.
	13				On arrête l'injection de *chloral* et on injecte 0,3 cc. d'*adrénaline* à 1 0/000 dans la veine marginale de l'oreille.
	14		80	207	
	15		76	195	
	16				*Injection* de 0,5 cc. d'*adrénaline* à 1 0/00 dans la veine marginale de l'oreille : la pression ne monte pas : le pouls devient lent et régulier.
	17		50	171	
	20		44	198	
	28		42	228	On recommence l'injection du chloral ; on injecte 7 cc. à 1 %.
	29		44	231	*Injection* de 14 cc. de chloral à 2 %.
	30		44	231	*Injection* de 14 cc. de chloral à 2 %.
	32		44	219	*Injection* de 14 cc. de chloral à 2 %.
	33		42	198	*Injection* de 19 cc. de chloral à 2 %.

Temps			Pression en mm. de mercure	Pouls	OBSERVATIONS
h.	m.	s.			
4	34		38	171	*Injection* de 18 cc. de chloral à 2 % ; le cœur devient très lent.
	35				*Injection* de 0,5 cc. d'adrénaline à 1 ‰ dans la veine marginale de l'oreille ; la pression monte un peu, mais le cœur est très lent.
	36				On établit la respiration artificielle.
	37		60	87	
	39		16	72	
	40				Le pouls est très lent et irrégulier.
	41				*Section* du pneumogastrique gauche.
	41	25			*Section* du pneumogastrique droit.
	42		42	78	Le pouls reste lent, mais se régularise.
	43		42	117	
	44		40	123	*Injection* de 0,5 cc. d'adrénaline à 1 ‰ dans la veine marginale de l'oreille.
	45		41	126	
	47				*Injection* de 1 cc. de strychnine à 4 ‰ dans la veine marginale de l'oreille.
	49				
	49		40	138	*Injection* de 1 cc. de strychnine à 4 ‰ dans l'oreille.
	50				Arrêt de la respiration artificielle.
	51		34	120	On établit de nouveau la respiration artificielle.
	52		36	120	*Injection* de 0,5 cc. de coriamyrtine à 1 ‰ dans la veine marginale de l'oreille.
5	2		28	105	
	4				Arrêt de la respiration artificielle.
	7		22	63	
	9		28	108	
	10		24	105	
	10	30			*Tué.*

Résumé : Comme dans les expériences précédentes nous avons commencé par injecter une faible dose dans la veine auriculaire postérieure. Après une dose de 0,2 cc. à 1 $^{0}/_{000}$, suivie d'une deuxième dose de 0,3 cc. à 1 $^{0}/_{000}$, la pression a passé de 110 mm. à 160 mm., après quoi il fallu injecter 83 cc. de chloral à 1 $^{0}/_{0}$ pour que la pression de 114 (pression du début de l'expérience) tombe à 76 mm. On injecta alors 0,3 cc. à 1 $^{0}/_{000}$ et 0,5 cc. d'adrénaline à 1 $^{0}/_{00}$ (dans la veine auriculaire ceci pour obtenir l'ascension de la tension sanguine. Après quoi l'on recommença à injecter du chloral, à 1 $^{0}/_{0}$ et 79 cc. à 2 $^{0}/_{0}$. Quand la pression fut tombée à 38 mm. l'on revenait à l'adrénaline. Mais il fallu alors établir la respiration artificielle. Dans ces conditions, malgré la très forte quantité de choral qu'on avait injectée préalablement, la pression, sous l'influence de l'adrénaline, s'est soutenue un certain temps puis a commencé à baisser malgré l'intervention de la strychnine, puis de la coriamyrtine. Toutefois le cœur continuait à battre régulièrement lorsqu'on se décida à sacrifier l'animal.

Expérience XXII

10 mars. Lapin 1860 gr. Trachéotomie; injection de 0.3 cc. d'adrén. à 1 $^0/_{000}$ dans la veine marg. de l'oreille; injection de chloral à 4 % dans l'artère fémorale droite; on injecte en tout 70 cc.; injection de 0.5 cc. d'adrén. dans la veine marg. de l'oreille; massage du cœur, injection de 0,6 cc. d'adrén. à 1 $^0/_{00}$ en deux fois dans une veine de l'oreille; respir. artif.; inject. de 0,3 cc. d'adrén. à 1 $^0/_{00}$ dans une veine de l'oreille; mort par section de la carotide.

Temps h.	m.	s.	Pression en mm. de mercure	Pouls	OBSERVATIONS
3	5				*Début*
	11		62		
	12		62	360	
	14				*Injection* de 0,3 cc. d'adrénaline à 1 $^0/_{000}$ dans la veine marginale de l'oreille. (Les racines des oreilles, fortement comprimées par l'appareil fixateur; on enlève cet appareil).
	15		62		
	16		122	117	
	17		112	216	
	19		71	219	
	29		78	192	
	30				*Injection* de chloral à 4 % dans l'artère fémorale droite; on injecte 0,32 ctgr. par kilo d'animal; 15 cc. en 3 ½ minutes; 4,4 cc. par minute.
	31		76	207	
	33		66	210	
	35				*Injection* de 15 cc. de chloral à 4 %.
	36		48	204	
	39				*Injection* de 15 cc. de chloral à 4 %.
	40		44	171	
	42				*Injection* de 15 cc. de chloral à 4 %.
	43		38	147	
	45				*Injection* de 10 cc. de chloral à 4 %.
	46		40	150	
	46	25			Fin de l'injection de chloral.
	47		12		Arrêt du cœur; injection de 0,5 cc. d'adrénaline à 1 $^0/_{000}$ dans la veine marginale de l'oreille.

Temps			Pression en mm. de mercure	Pouls	OBSERVATIONS
h.	m.	s.			
3	48		7		*Massage* du cœur : les battements du cœur apparaissent.
	48	40			Arrêt du massage du cœur.
	49		9	72	
	51		51	132	
	52		18	120	
	53				*Injection* de 0,3 cc. d'adrénaline à 1 $^0/_{00}$ dans la veine marginale de l'oreille.
	54		40	69	
	56		18	78	*Injection* de 0,3 cc. d'adrénaline à 1 $^0/_{00}$ dans la veine marginale de l'oreille.
	56	20			La pression étant toujours basse, le pouls lent, on établit la respiration artificielle.
	57	10	16	81	
	59		21	54	
4	1		22	63	
	6		26	96	
	9		30	108	Arrêt de la respiration artificielle.
	12		22	102	
	13				*Injection* de 0,3 cc. d'adrénaline à 1 $^0/_{00}$ dans la veine marginale de l'oreille.
	14		14	99	
	15				On établit la respiration artificielle.
	17		48	117	
	19		42	108	
	31		28	96	
	39		18	84	
	41		11	78	
	42				*Tué.*

Résumé : Une injection intraveineuse de 0.3 cc. d'adrénaline à 1 $^0/_{000}$ a fait augmenter la pression de 60 mm.

70 cc. de chloral à 1 $^0/_0$ ont fait arrêter le cœur. L'injection de 0,3 cc. d'adrénaline à 1 $^0/_{00}$ *associée au massage du cœur* a fait réapparaitre les battements et a porté la pression de 12 à 54 mm. Une nouvelle injection d'adrénaline a peu influencé la pression. Ce n'est qu'après l'établissement de la respiration artificielle que la pression a pu être soutenue pendant quelque temps.

Expérience XXIII

11 mars 1905. Lapin 1830 gr. Trachéotomie; injection de chloral à 4 % dans l'artère fémorale droite; on injecte en tout 34,5 cc.; injection de 0,4 cc. et de 0,1 cc. d'adrén. dans la veine marg. de l'oreille, respiration artif.; massage du cœur; arrêt du massage, le cœur s'arrête; injection de 0,3 cc. d'adrén. à 1 $^0/_{00}$; massage du cœur; l'animal ne revient pas.

Temps h.	m.	s.	Pression en mm. de mercure	Pouls	OBSERVATIONS
2	51				*Début*
	53		96	318	
	55		100	312	
3	1				*Injection* de chloral à 4 % dans l'artère fémorale droite; on injecte 16,5 cc. = 0,66 gr. de chloral, 0,36 gr. de chloral par kilo d'animal environ, en 5 minutes.
	1	20			Un peu d'excitation.
	3		94	303	
	5		84	294	
	7				*Injection* de 16,5 cc. de chloral.
	8				Le pouls devient irrégulier, se ralentit, la pression baisse.
	9		60	258	
	11		46	270	Le cœur s'est régularisé.
	12	30			*Injection* de 1,5 cc. de chloral.
	13				L'*asphyxie* commence.
	13	20			*Arrêt* de l'injection de chloral.
	13	35			*Arrêt* du cœur.
	14		6		*Injection* de 0,4 cc. d'adrénaline à 1 $^0/_{00}$ dans la veine marginale de l'oreille.
	15		14		
	16		52	159	
	17		36	96	
	18		34	93	
	19		26	81	
	19	25			*Injection* de 0,1 cc. d'adrénaline à 1 $^0/_{00}$ dans la veine marginale de l'oreille.

Temps			Pression en mm. de mercure	Pouls	OBSERVATIONS
h.	m.	s.			
3	20		16	57	
	21				On établit la respiration artificielle.
	21	35	8		Le cœur est arrêté, on le masse, les battements réapparaissent.
	22				*Arrêt* du massage du cœur; la pression augmente d'abord lentement puis rapidement.
	22	35	56	198	
	23		46	153	
	24		40	126	
	30		21	282	
	32		16	246	
	32	10			Arrêt du cœur.
	32	20			*Injection* de 0,3 cc. d'adrénaline à 1 $^0/_{00}$ dans la veine marginale de l'oreille; on masse le cœur; quelques battements apparaissent seulement pendant le massage.
	33		10		Fin du massage, le cœur s'arrête complètement.
	34		4		On coupe la carotide.

Résumé : Ici au lieu de faire une injection préalable d'adrénaline on a commencé directement par l'injection de chloral. Remarquons qu'il a fallu employer pour arrêter le cœur une quantité beaucoup moindre de chloral que lorsqu'on injectait préalablement de l'adrénaline dans la veine auriculaire.

Nous avons réussi à faire reparaître les battements du cœur et à faire monter la pression avec une injection de 0,1 cc. d'adrénaline à 1 $^0/_{00}$. Mais cet état satisfaisant n'a duré que quelques minutes, après lesquelles la pression baissant d'une façon inquiétante, l'on fit une nouvelle injection d'adrénaline qui ne prévenait point l'arrêt apparent du cœur.

On dut alors recourir à la respiration artificielle combinée avec le massage du cœur. Ces pratiques donnèrent un résultat satisfaisant mais qui ne fut pas durable; une troisième injection 0,3 cc. d'adrénaline à 1 $^0/_{00}$ ne donna pas de résultat appréciable.

Expérience XXIV

13 mars 1905. Lapin 1700 gr. Trachéotomie; injection de chloral à 3 % on injecte en tout 71 cc.; injection de 1 cc. d'adrén. à 1 $^{0}/_{000}$ dans la veine marginale de l'oreille; respirat. artif.; massage du cœur à travers les parois thoraciques; massage direct du cœur; injection intra-veineuse d'adrén.; formation des caillots dans la canule de Franck; mort par section de la carotide.

Temps h.	m.	s.	Pression en mm. de mercure	Pouls	OBSERVATIONS
3	50				*Début*
	53		114	240	
4	18		108	228	
	20				*Injection* de chloral à 3 % dans l'artère fémorale droite; on injecte 0,30 ctgr. par kilo d'animal; 17 cc. en 6 minutes.
	21		112	213	
	23		102	225	
	25		89	201	
	27		70	144	*Injection* de 17 cc. de chloral à 3 %.
	29		74	153	*Injection* de 17 cc. de chloral à 3 %.
	31		94	330	*Injection* de 17 cc. de chloral à 3 %.
	32		112	315	
	34		80	177	
	35				*Injection* de 3 cc. de chloral à 3 %.
	36		64	141	
	36	25			Arrêt du cœur; on cesse l'injection du chloral.
	37		12		
	37	25	10		*Injection* de 1 cc. d'adrénaline à 1 $^{0}/_{000}$ dans la veine marginale de l'oreille.

Temps h. m. s.	Pression en mm. de mercure	Pouls	OBSERVATIONS
4 38	14		
39			On établit la respiration artificielle.
40	10		Massage du cœur ; la pression ne monte pas ; les battements du cœur n'apparaissent pas.
42	9		
44			Ouverture du thorax ; massage direct du cœur ; injection de 0,35 cc. d'adrénaline à 1 $^{0}/_{00}$ dans la veine marginale de l'oreille.
45	58		La pression monte ; les battements réapparaissent, on arrête le massage.
46	46	120	
47	44	93	
48	44	102	
49	50	93	
50	52	120	
5 8			Les caillots se forment dans la canule.
10			On tue l'animal par section de la carotide.

Résumé : L'injection de 71 cc. de chloral à 3 % a arrêté le cœur. Les injections d'adrénaline n'ont produit aucun effet. Les battements n'ont pas été perceptibles et la pression n'a remonté qu'après l'ouverture du thorax et le massage direct du cœur.

Expérience XXV

14 mars 1905. Lapin 2570 gr. Trachéotomie; injection de chloral à 3 % dans l'artère fémorale droite; on injecte en tout 80,4 cc.; injection d'adrénaline à 1 $^0/_{000}$ dans la veine marg. de l'oreille; au commencement, à la première injection d'adrén., on associe le massage du cœur; respiration artif.; on injecte huit fois 1 cc. d'adrén. à 1 $^0/_{000}$ dans un espace de temps de 20 minutes, dans la veine marg. de l'oreille; arrêt de la respir. artif.; mort par section dans la veine marg. de l'oreille; arrêt de la respir. artif.; mort par section de la carotide.

Temps h.	m.	s.	Pression en mm. de mercure	Pouls	OBSERVATIONS
3	57				*Début*
4	5		102	252	
	15				Formation des caillots dans la canule; réintroduction de la canule.
	26		106	219	
	29		190	240	
	30				*Injection* du chloral à 3 % ; on injecte 17,1 cc. = 0,514 = 0,20 gr. par kilo en 5 minutes dans l'artère fémorale droite.
	31		106	219	
	33				Les caillots se forment de nouveau dans la canule.
	38				Kymographion marque de nouveau.
	39				*Injection* de 17,1 cc. de chloral dans l'artère fémorale droite.

Temps h.	m.	s.	Pression en mm. de mercure	Pouls	OBSERVATIONS
4	44		81	201	
	45				*Injection* de 17.1 cc. de chloral.
	47		70	186	
	48				*Injection* de 17.1 cc. de chloral.
	50		90	165	
	51		90	153	
	52				*Injection* de 12 cc. de chloral.
	53		56	105	
	53	20			Le cœur s'arrête, on n'injecte plus le chloral.
	53	40	6		
	54				*Injection* de 1 cc. d'adrénaline à 1 $^0/_{000}$ dans la veine marginale de l'oreille.
	54	30	1		
	55				On masse le cœur, la pression monte, les battements réapparaissent.
	55	25			Arrêt du massage et *injection* de 1 cc. d'adrénaline à 1 $^0/_{000}$ dans la veine marginale l'oreille.
	56		6		
	57				On établit la respiration artificielle ; la pression augmente ; le cœur s'accélère.
	58		84	126	
	59		84	105	
5			66	87	
	2		56	90	
	6		34	87	*Injection* de 1 cc. d'adrénaline à 1 $^0/_{000}$ dans la veine marginale de l'oreille ; la pression augmente rapidement.
	6	45	88	87	
	7		84	90	
	8		68	81	
	11		32	117	
	12		30	120	
	13				*Injection* de 1 cc. d'adrénaline à 1 $^0/_{000}$ dans la veine marginale de l'oreille ; la pression monte rapidement, le pouls est irrégulier.
	14		74		
	15		70	135	
	16		42	138	
	22		22	168	
	23				*Injection* de 1 cc. d'adrénaline à 1 $^0/_{000}$ dans l'oreille.
	24				
	25		66	165	
	26		54	153	
	27		34	153	
	38		18	174	

Temps h. m. s.	Pression en mm. de mercure	Pouls	OBSERVATIONS
5 39			*Injection* de 1 cc. d'adrénaline à 1 $^0/_{000}$ dans l'oreille ; la pression, chaque fois après l'injection, monte rapidement, le pouls reste, pendant 1 minute, irrégulier.
41	72	144	
42	52	156	
43	36	162	
48	20	171	
49			*Injection* de 1 cc. d'adrénaline dans la veine marginale de l'oreille.
53	56	150	
54	42	153	
59	22	162	
6			*Injection* de 1 cc. d'adrénaline à 1 $^0/_{000}$ dans l'oreille.
3	42	144	
12	24	156	
13			*Injection* de 1 cc. d'adrénaline à 1 $^0/_{000}$ dans l'oreille.
14	102	72	
16	66	126	
24	46	138	
25			*Injection* de 1 cc. d'adrénaline à 1 $^0/_{000}$ dans l'oreille ; la pression et le cœur restent très irréguliers pendant 3 minutes.
28	66	121	
30	44	132	
32	32	135	Arrêt de la respiration artificielle.
34	29	63	
35			*Tué.*

Résumé : On est arrivé à arrêter le cœur après avoir injecté 80,4 cc. de chloral à 3 %.

Les battements ont recommencé après une injection de 1 cc. d'adrénaline à 1 $^0/_{000}$ *accompagnée d'un massage du cœur* qui a duré seulement 25 secondes. De nouvelles injections d'adrénaline ont porté la pression de 4 à 102 mm.

Expérience XXVI

22 mars 1905. Lapin 1705 gr. Trachéotomie; injection de chloral dans l'artère fémor. droite (sol. à 3 %); on injecte en tout 59 cc.; injection d'adrén. à 1 °/₀₀₀; massage du cœur à travers les parois thoraciques; massage direct du cœur.

Temps h.	m.	s.	Pression en mm. de mercure	Pouls	OBSERVATIONS
3	30				*Début*
	34		102	285	
	35				Un peu agité.
	35	25			*Injection* de chloral à 3 %; on injecte 0,30 ctgr. par kilo d'animal, et toutes les 5 minutes 17 cc.
	37		66		Les caillots se forment dans la canule; on arrête pour une minute l'injection du chloral. Nouvelle injection de 17 cc.
	38				
	41		92	138	
	42				On établit la respiration artificielle.
	44				Les caillots se forment de nouveau.
	45				
	45				On recommence l'injection de chloral et on injecte de nouveau 17 cc.
	47		18	249	
	49		12	153	
	51		6		Arrêt de l'injection de chloral.
	52				Les battements du cœur apparaissent, on recommence le chloral et on injecte 8 cc.
	53		4		
	55		2		Arrêt du chloral (le cœur est arrêté).
	56				On injecte de suite 4 cc. d'adrénaline à 1 °/₀₀₀ dans la veine marginale de l'oreille.
	58				Le cœur reste arrêté, on recourt au massage.
	59				On injecte 2 cc. d'adrénaline à 1 °/₀₀₀ dans la veine marginale de l'oreille.

Temps h. m. s.			Pression en mm. de mercure	Pouls	OBSERVATIONS
4	1		2		
	2				Ouverture du thorax; massage directe du cœur.
	2	30			Les battements du cœur apparaissent, on arrête le massage.
	3		8		
	4		26	135	
	6		16	153	
	16				*Injection* de 1 cc. d'adrénaline à 1 $^0/_{000}$ dans la veine marginale de l'oreille.
	17		16	162	
	19		14	156	
	20				*Injection* de 1 cc. d'adrénaline à 1 $^0/_{000}$ dans la veine marginale de l'oreille.
	21		86	189	
	23		36	189	
	31		12	144	
	32				*Injection* de 1 cc. d'adrénaline à 1 $^0/_{000}$ dans la veine marginale de l'oreille; la pression monte lentement.
	33		86	162	
	35		40	168	
	49		8		
	50				Le cœur est arrêté.
	51		4		*Injection* de 1 cc. d'adrénaline dans la veine marginale de l'oreille.
	52				*Mort.*

Résumé: L'injection de 59 cc. de chloral à 3 % a fait arrêter le cœur et a fait tomber la pression à 2 mm. L'injection de 4 cc. d'adrénaline à 1 $^0/_{000}$ dans la veine auriculaire postérieure n'a produit aucun effet. On n'est arrivé à percevoir les battements du cœur et à porter la pression de 2 à 86 mm. qu'après l'ouverture du thorax et le massage direct du cœur associé aux injections d'adrénaline.

CONCLUSIONS

En examinant les résultats de cette série d'expériences, nous constatons qu'ils ont été assez satisfaisants. Mais il ne faut pas oublier que presque dans toutes nos expériences nous avons dû associer à l'injection de l'adrénaline le massage du cœur, ce qui n'est pas malheureusement réalisable chez l'homme. Parfois même la combinaison de ces divers procédés n'a réussi qu'à différer la mort.

Accessoirement nous avons remarqué que dans les deux cas où l'on avait fait des injections préalables d'adrénaline dans la veine auriculaire, il a fallu employer pour arrêter le cœur de l'animal des doses de chloral beaucoup plus fortes.

SECTION 4

L'adrénaline contre la syncope chloroformique

Dans une quatrième série d'expériences nous avons étudié l'effet de l'adrénaline sur l'animal profondément chloroformisé, afin d'établir si réellement, ainsi qu'il résulterait des expériences de Magkovsky, Sauter, Brodick, Crile, l'on pourrait espérer remettre le fonctionnement d'un cœur quasi arrêté au cours d'une anesthésie chirurgicale.

Expérience XXVII

22 février 1905. Lapin 2105 gr. Trachéotomie: injection de 0.2 cc. d'adrén. dans la veine marg. de l'oreille; chloroformisation; injection de 0,15 cc. et de 0,5 cc. d'adrén. à 1 $^0/_{000}$ dans la veine marg. de l'oreille; massage du cœur à travers les parois thor.; respir. artif.; chloroformisation; injection d'adrén.; massage; l'animal ne revient plus.

Temps h.	m.	s.	Pression en mm. de mercure	Pouls	OBSERVATIONS
3	10				*Début*
	15		110	225	
	16		108	231	
	17		106	234	*Injection* de 0,2 cc. d'adrénaline à 1 $^0/_{000}$ dans la veine marginale de l'oreille; la pression monte d'abord lentement, puis rapidement.
	18		172	270	
	19		100	114	
	20		76	207	
	22		68	207	
	28		84	207	
	29				On commence à chloroformiser l'animal.
	30		68	216	La pression tantôt baisse, tantôt monte.
	34	30			Arrêt du cœur; injection de 1,5 cc. d'adrénaline à 1 $^0/_{000}$ en deux fois dans la veine marginale de l'oreille.
	35				Nouvelle injection de 0,5 cc. d'adrénaline associée au massage du cœur.
	35	25			La pression monte, arrêt du massage.
	36	25	138	171	
	38		56		
	39		40	183	
	44		104	123	
	46		104	57	
	47		102	72	On établit la respiration artificielle.

Temps			Pression en mm. de mercure	Pouls	OBSERVATIONS
h.	m.	s.			
3	48		104	102	
	49		100	198	Arrêt de la respiration artificielle.
	49	15	100	108	
	50		102	192	On établit la respiration artificielle.
	51				Arrêt de la respiration artificielle.
	51	20	104	117	
	53				Chloroformisation.
	54		24		Arrêt du cœur; on cesse la chloroformisation.
	54	30			La pression monte; on recommence la chloroformisation.
	55		60	267	
	56		64	276	
	57		18		Arrêt du cœur; on le masse.
	58		12		*Injection* de 1 cc. d'adrénaline à 1 ‰ dans la veine marginale de l'oreille; on établit la respiration artificielle.
	59		16	138	
4			40	168	Arrêt du massage.
	1				Le cœur s'arrête; on recommence le massage, la pression ne monte plus.
	1				*Mort.*

Résumé : L'injection préalable de 0,2 cc. d'adrénaline à 1 ‰ dans la veine auriculaire postérieure a fait augmenter la pression de 66 mm. Après 5 ½ minutes de chloroformisation le cœur s'est arrêté. L'injection d'adrénaline n'ayant donné aucun résultat nous l'avons rejetée en lui adjoignant le massage du cœur et la respiration artificielle. Ces pratiques combinées ont fait reparaître les battements et remonter la pression sanguine. Après une nouvelle chloroformisation le cœur s'est arrêté complètement et ni les injections de l'adrénaline, ni le massage n'ont produit d'effet.

Expérience XXVIII

17 mars 1905. Lapin 1365. Trachéotomie; chloroformisation; injection d'adrén. dans la veine marginale de l'oreille; massage de cœur; injection d'adrénaline; massage à travers les parois thoraciques; mort par blessure du cœur.

Temps h.	m.	s.	Pression en mm. de mercure	Pouls	OBSERVATIONS
3	5				*Début*
	7		100	249	
	13		100	252	
	14				On commence la chloroformisation; l'animal est d'abord un peu agité.
	15		68	273	
	16		64	270	
	17		58	255	
	18		44	249	
	19		40	249	
	20		32	222	L'animal ne respire plus; on établit la respiration artificielle.
	21		9		Le cœur est arrêté.
	23		8		*Injection* de 1 cc. d'adrénaline à 1 $^0/_{000}$ dans la veine marginale de l'oreille.
	24		8		
	24	30			On masse le cœur; les battements du cœur apparaissent; on arrête le massage.
	25		14		
	26		9		Le cœur est arrêté.
	27		8		*Injection* de 0,2 cc. d'adrénaline à 1 $^0/_{000}$ dans la veine marginale de l'oreille.
	28				On masse de nouveau; le cœur reste arrêté.
	29				
	29		4		Ouverture du thorax; on blesse par hasard le cœur; forte hémorrhagie et mort.

Résumé : Le cœur s'est arrêté après une chloroformisation de 7 minutes. On a fait aussitôt la respiration artificielle. L'injection de 4 cc. d'adrénaline à 1 $^{0}/_{000}$ dans la veine marginale de l'oreille combinée avec le massage du cœur fait reparaître les battements et monter la pression seulement pendant une minute. Le cœur s'arrête ensuite. Une nouvelle injection, accompagnée du massage, reste infructueuse.

Expérience XXIX

8 avril 1905. Lapin 1920 gr. Trachéotomie : chloroformisation ; injection d'adrénaline dans la veine marginale de l'oreille ; respirat. artif. ; massage à travers les parois thoraciques, massage direct du cœur.

Temps h.	m.	s.	Pression en mm. de mercure	Pouls	OBSERVATIONS
3	8				*Début*
	10		102	324	
	12		100	324	
	13				On commence la chloroformisation.
	14		85	306	
	14	30			La pression tombe assez rapidement ; le pouls d'abord très rapide, devient ensuite lent.
	16		22	258	
	17		30	264	
	18				La pression tombe toujours.
	19		12	222	On arrête la chloroformisation ; la pression monte tout de suite ; on recommence le chloroforme.
	21		12	210	
	22		6	72	La pression étant basse, le pouls très faible et lent, on arrête le chloroforme ; on établit la respiration artificielle, aussitôt la pression monte, le nombre de battements devient plus grand.
	23		14	108	
	24	30	74	258	On recommence la chloroformisation. La pression fait de grandes oscillations.
	25		36	234	
	26		80	225	
	27		12	150	
	27	20	9		On arrête la chloroformisation.
	28		4		
	29				*Injection* de 1 cc. d'adrénaline à 1/1000 dans la veine marginale de l'oreille.

Temps h. m. s.	Pression en mm. de mercure	Pouls	OBSERVATIONS
3 30	2		
31			*Injection* de 1 cc. d'adrénaline dans la veine marginale de l'oreille ; les battements n'apparaissent pas.
32			*Massage* du cœur à travers les parois thoraciques ; les battements n'apparaissent pas.
33	4		
35	2		*Injection* de 1 cc. d'adrénaline à 1 $^{0}/_{000}$ dans la veine marginale de l'oreille.
37			On ouvre le thorax et on masse le cœur directement ; l'animal ne revient pas.
40			Section de la carotide.

Résumé : Dans cette expérience, la chloroformisation a été poussée jusqu'à ce que la pression descende de 102 à 6 mm. et le pouls de 324 à 72 pulsations par minute. Il suffit alors d'arrêter la chloroformisation pour que la pression monte et que le pouls s'accélère. Après une nouvelle chloroformisation, le cœur s'arrête complètement et les injections d'adrénaline, bien qu'accompagnées de massage du cœur, pratiqué soit à travers les parois thoraciques, soit directement n'ont produit aucun effet.

CONCLUSIONS

Cette série d'expériences nous a donné des résultats défavorables. Le chœur, une fois arrêté, ne recommençait pas à battre, même après des injections de 1 à 6 cc. à 1 $^{0}/_{000}$ d'adrénaline combinées à un massage direct du cœur.

La différence des résultats obtenus dans le traitement des collapsus chloroformique et chloralique, malgré que la nocivité de ces deux substances soit à peu de chose près identique, est due probablement au mode d'administration dissemblable de ces deux médicaments. D'une part, la rapidité de la pénétration du chloroforme dépend de la concentration des vapeurs inhalées (et cette concentration est variable) et de la rapidité de respiration ; ce qui fait que rien n'est moins réglé que la dose de cet anesthésique introduite dans l'unité de temps ; tandis qu'avec le chloral, rapidité de l'injection et titre de la solution peuvent être absolument fixes.

D'autre part, en injectant le chloral, on influence en premier lieu le cœur droit ; tandis que le chloroforme traversant les veines pulmonaires arrive directement dans le cœur gauche, passe dans les artères coronnaires et agit ainsi sur le système nerveux du cœur avant d'avoir pu se diluer aussi abondamment que le fait le chloral à son passage à travers le réseau pulmonaire.

CHAPITRE III

Déductions et conclusions générales

Comme nous l'avons dit au début de ce travail, en entreprenant les expériences que nous venons de rapporter, nous nous proposions un double but : premièrement d'examiner si en modifiant le procédé expérimental adopté pour apprécier l'action vaso-constrictive de l'adrénaline administrée par la bouche, on obtiendrait des résultats différents de ceux annoncés par les expérimentateurs qui nous ont précédés et plus semblables aux effets qu'avaient cru observer les cliniciens.

En deuxième lieu nous tenions à vérifier si réellement l'adrénaline était capable de lutter victorieusement contre la syncope survenant au cours de la chloroformisation.

Pour ce qui est de la première question, nous devons déclarer que ce que nous avons constaté prouve une fois de plus le bien-fondé des assertions de Langlois, de Josserand, etc. Injectée dans le duodénum, et cela même en doses énormément plus considérables que celles qui, poussées dans la veine. relèvent énergiquement la pression sanguine. l'adrénaline s'est montrée totalement inactive. Nous le répétons. l'accentuation de la dose ne nous a jamais permis ici d'obtenir un effet hypertenseur même médiocre. Recherche la vasoconstriction — partant l'arrêt d'une hémorrhagie en faisant ingérer l'adrénaline, nous paraît illusoire; et les résultats positifs enregistrés en pareil cas, par la clinique, ne sont évidemment que les suites d'heureuses coïncidences.

Si l'injection péritonéale et l'injection sous-cutanée paraissent, au premier abord, aussi inactives, ici, en forçant les doses, nous sommes parvenu à faire monter la tension sanguine, au moins lorsque nous poussions notre solution dans le péritoine.

Mais quelle application faire de cette donnée à la thérapeutique humaine? Vis-à-vis des dangers que comporte le maniement de fortes masses d'adrénaline lorsqu'on les met en contact avec les tissus vivants, la réponse ne peut être douteuse.

Quant à la deuxième question nous sommes amenés à y répondre d'une façon tout aussi décourageante. Quand le cœur est atteint assez fortement par le chloroforme pour que l'ondée sanguine projetée dans la carotide en soit plus capable de soulever la colonne du manomètre à mercure, l'adrénaline est tout à fait incapable d'en relever l'énergie. Il est vrai que lorsque, pour expérimenter, l'on emploie le chloral, substance d'action pharmacodynamique identique au fond, mais d'un maniement plus facile, permettant d'obtenir plus aisément des expériences comparables entre elles, les effets de l'adrénaline semblent au premier abord plus brillants; mais en examinant les choses de près l'on s'aperçoit qu'ici encore le procédé qui permet le rappel du cœur à la vie (combinaison du massage du cœur à l'injection d'adrénaline) est sans application pratique possible. Impossible à mettre en œuvre chez l'homme sans opération préalable, le massage du cœur n'a donné jusqu'à présent à la clinique que des résultats bien médiocres.

En résumé les expériences auxquelles nous nous sommes livrés nous permettent les conclusions suivantes :

1° Introduite dans l'intestin, l'adrénaline, même à dose énorme reste sans action sur la pression sanguine et par conséquent ne développe pas d'action vasoconstrictive à distance.

2° Introduite dans la veine l'adrénaline est incapable à elle seule et sans l'aide du massage du cœur, de réveiller les battements de ce viscère au cours d'une syncope chloroformique.

www.ingramcontent.com/pod-product-compliance
Lightning Source LLC
LaVergne TN
LVHW020030170826
845678LV00001B/207

* 9 7 8 2 3 2 9 7 2 9 7 3 2 *